Das Skript der Physiologie für Veterinärmediziner

Teil 4

Verdauung

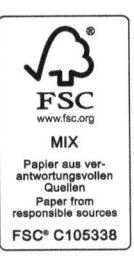

Bibliografische Information der Deutschen Nationalbibliothek: Die Deutsche Nationalbibliothek verzeichnet diese Publikation in der Deutschen Nationalbibliografie; detaillierte bibliografische Daten sind im Internet über dnb.dnb.de abrufbar.

© 2016 Katharina Ecker
Herstellung und Verlag:
BoD – Books on Demand, Norderstedt

ISBN 978-3-7392-4632-1

Geschützte Warennamen und Warenzeichen werden nicht besonders kenntlich gemacht. Durch das Fehlen kann demnach nicht geschlossen werden, dass es sich um einen freien Warennamen handele.

Das Werk, einschließlich aller seiner Teile, ist urheberrechtlich geschützt. Jede Verwertung außerhalb der engen Grenzen des Urheberrechtsgesetzes ist ohne schriftliche Zustimmung des Autors unzulässig und strafbar. Dies gilt insbesondere für elektronische oder sonstige Vervielfältigungen, Übersetzungen, Einspeicherung und Verarbeitung in elektronische Systeme und Verbreitung und öffentliche Zugänglichmachung. Alle Angaben in diesem Werk erfolgen trotz sorgfältiger Bearbeitung ohne Gewähr; eine Haftung des Autors ist ausgeschlossen.

Inhaltsverzeichnis

Verdauung — 2

- 1. Aufbau und Funktion des Gastrointestinaltraktes — 3
- 2. Cavum oris — 6
- 3. Verdauung im Vormagen — 25
- 4. Verdauung im einhöhligen Magen — 58
- 5. Verdauung im Dünndarm — 68
- 6. Verdauung im Dickdarm — 89
- 7. Postresorptive Verwertung von Kohlenhydraten — 95
- 8. Innervation des Verdauungstraktes — 100
- 9. Motorik des Verdauungstraktes — 111
- 10. Regulation der Nahrungsaufnahme — 130
- 11. Umsatz der Energieträger — 132
- 12. Besonderheiten der Vögel — 135
- 13. Pathologie — 137

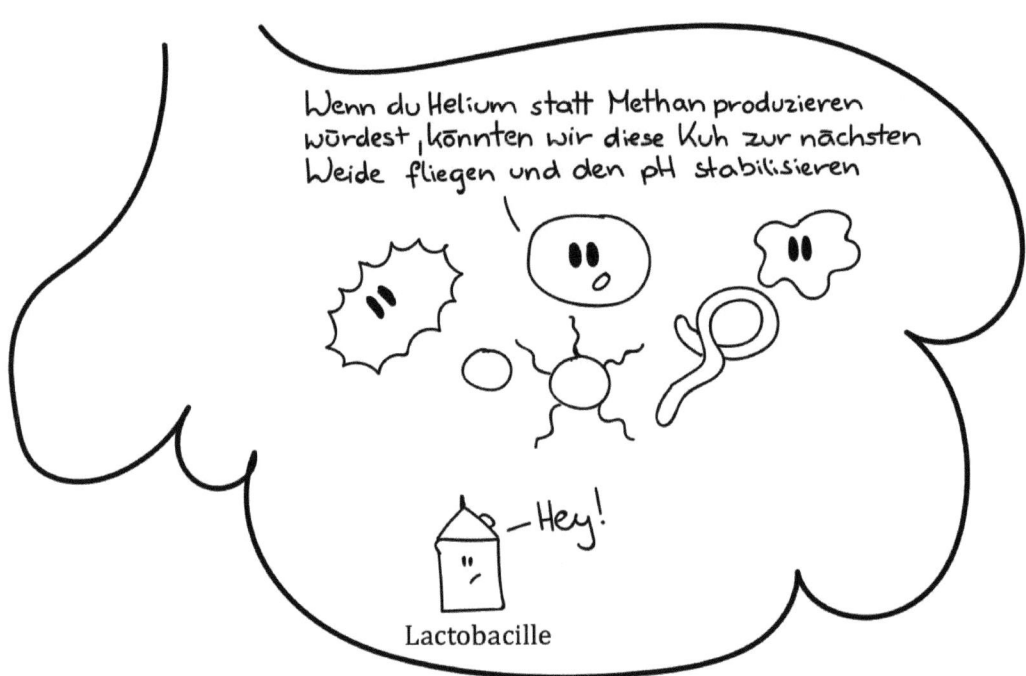

Verdauung

Die Aufnahme und Verwertung von Nahrung ist die Grundlage zur Erhaltung der Lebensfähigkeit eines Organismus, da lebende Zellen – entsprechend ihrer jeweiligen Stoffwechselaktivität – gewisse Substrate benötigen, um ihrer Funktion nachzukommen, die Körpertemperatur innerhalb bestimmter Grenzen gehalten werden muss und in der Regel auch Energie für die Bewegung des Organismus aufgebracht wird. Es müssen im Körper außerdem Gewebe neu gebildet und geschädigte beziehungsweise alte Bestandteile ersetzt werden. Speziell für im Wachstum befindliche Individuen ist daher eine ausreichende Versorgung mit Nährstoffen und Energie notwendig um den erhöhten Ansprüchen dieses Zeitraumes nachzukommen.

Eine weitere Phase mit besonderen Ernährungsbedürfnissen wird von fortpflanzungsaktiven Tieren durchlaufen, da sowohl während der Brunst als auch der Trächtigkeit und der darauf folgenden Laktation vermehrt hochqualitative Nahrung aufgenommen werden muss um den Bedarf zu decken.

Im Allgemeinen nimmt die Futtersuche und - aufnahme einen zentralen Punkt im Tagesablauf eines Tieres ein, vor allem, wenn es sich dabei um Tiere in freier Wildbahn handelt. Dort herrscht auch noch ein oft durch die morphologische Ausprägung der ernährungsphysiologisch relevanten Strukturen bestimmter Selektionsdruck. Das Individuum, welches am besten an seine Umwelt und sein Nahrungsangebot angepasst ist, kann auch genügend davon aufnehmen oder es am besten verwerten und hat somit genügend Ressourcen für eine erfolgreiche Balz, wodurch es seine Gene an die nächste Generation weitergeben kann.

Die Anpassung kann in besonders effektiver Tarnung liegen, wie beim Chamäleon, oder in der Ausbildung von speziellen Mundwerkzeugen, wie die

Barten beim Wal, mit denen er Plankton aus dem Wasser sieben kann. Anpassung kann auch viel subtiler ablaufen, wie die Fellfarbe, beispielsweise von Löwen. Deutlich wird dies vor allem dann, wenn es Abweichungen gibt. Wird beispielsweise ein weißer Löwe in freier Wildbahn geboren, so hat dieser, sobald er selber für seine Ernährung sorgen muss, kaum Überlebenschancen, da seine Beute ihn viel zu früh sieht und somit flüchten kann. Ein anderes Beispiel bieten sämtliche Tierarten, welche auf ihrer Nahrungssuche stetig weiterziehen. Hat hier ein Individuum Erkrankungen oder Fehlstellungen im Bereich des Bewegungsapparates wird es auf Dauer Schwierigkeiten haben die nötigen Distanzen zurückzulegen.

1. Aufbau und Funktionen des Gastrointestinaltraktes

Der Gastrointestinaltrakt beginnt bei den Lippen, Labia oris, und endet mit dem After, Anus. Dazwischen befinden sich die Maulhöhle, Cavum oris, der Schlund, Pharynx, die Speiseröhre, Ösophagus, der Magen, Ventriculus oder Gaster, der Dünndarm, Intestinum tenue, zusammengesetzt aus Zwölffingerdarm, Duodenum, Leerdarm, Jejunum, und Krummdarm, Ileum, und der Dickdarm, Intestinum crassum, bestehend aus Blinddarm, Caecum, Grimmdarm, Colon, und Mastdarm, Rectum. Des Weiteren zählen dann noch die akzessorischen Organe zum GI - Trakt. Im Cavum oris wären dies die Zähne und die Zunge, sowie im Bereich des Kopfdarms, in das Cavum oris mündend, die unterschiedlichen Speicheldrüsen. Im Bereich der Bauchhöhle befinden sich ebenfalls akzessorische Drüsen: die Leber, Hepar, mit der Gallenblase, Vesica fellea, und die Bauchspeicheldrüse, Pankreas.

Der Verdauungstrakt ist im Grunde nichts Anderes als ein mit Epithel ausgekleideter Muskelschlauch, welcher sich aus mehreren in Serie geschalteten konzentrischen Zylindern zusammensetzt. Je nach Tierart sind die Zylinder unterschiedlich gut ausgeprägt.

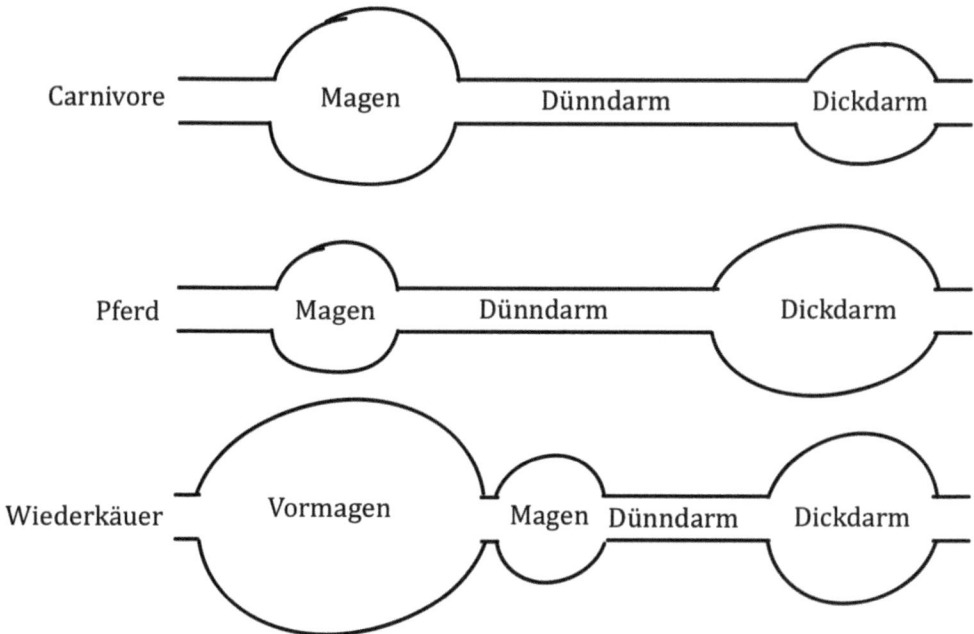

Fleischfresser verfügen über einen relativ großen Magen und einen insgesamt eher kurzen Intestinaltrakt, während bei Wiederkäuern ein dem Magen vorgelagertes Vormagensystem den größten Anteil des gesamten Volumens ausmacht. Dort findet die Fermentation des Futters statt, genauso wie bei Pferden im Dickdarm. Dieser ist entsprechend voluminös. Insgesamt haben Pferde einen für Pflanzenfresser eher kurzen Verdauungstrakt. Vögel besitzen einen dem Magen vorgelagerten Kropf, der als Speicher fungiert, sowie einen Drüsenmagen, Proventriculus, und einen Muskelmagen, Ventriculus. Während im Drüsenmagen Enzyme und Salzsäure produziert werden, findet im Muskelmagen die mechanische Zerkleinerung der Futterbestandteile statt. Durch die Verbindung des Sekrets des Muskelmagens mit der Magensäure des Drüsenmagens bildet sich in ersterem eine harte Koilinschicht, an der durch die Muskelkontraktionen und die verschluckten Steine und anderen harten Partikel, insgesamt als Grit zu bezeichnen, die Nahrung wie im Maul der Säugetiere zerkleinert wird.

Die Funktionen des Verdauungstraktes sind vor allem die Passagierung des aufgenommenen Futters, seine Zerlegung in resorbierbare Bestandteile und deren Aufnahme in die Blutbahn. Zu Beginn der Verdauung wird die Nahrung aufgenommen, zerkleinert, durchgemischt und weitertransportiert. Jeder dieser Vorgänge ist mechanisch. Gleichzeitig mit der Zerkleinerung in der Maulhöhle wird Speichel sezerniert, der ebenfalls mit dem Nahrungsbrei vermischt wird, genauso wie im späteren Verlauf der Verdauung, währenddessen immer wieder Sekrete, wie beispielsweise Bauchspeichel oder Galle, zum Chymus hinzukommen.

Während einige der Endprodukte der mechanischen und chemischen Zerkleinerung absorbiert werden können und in das Blut gelangen, werden einige andere Stoffe, wie nicht – resorbierbare Nahrungsbestandteile, aber auch Bakterien und Xenobiotika ausgeschieden.

Neben der Verwertung der aufgenommenen Nahrung trägt der Verdauungstrakt durch variable Sekretion und Absorption zur Aufrechterhaltung des Wasser – und Elektrolythaushalts des Körpers bei. Nebenbei kann durch Hecheln und die Aufnahme von Wasser die Thermoregulation unterstützt werden. Da mit der Nahrung auch Pathogene in den Körper befördert werden trägt das GALT (gut associated lymphoid tissue), vor allem durch die Sekretion von IgA dazu bei, dass diese nicht die Schleimhautbarriere durchdringen können. Damit übernimmt der Verdauungstrakt als wichtiger Sitz von Teilen des Immunsystems auch Abwehrfunktionen.

2. Cavum oris

2.1. Nahrungsaufnahme

Die Art der Nahrungsaufnahme unterscheidet sich durch die unterschiedlichen anatomischen Gegebenheiten der verschiedenen Tierarten zum Teil sehr stark voneinander, ist jedoch auch von der Struktur und Art des Futters abhängig.

Carnivoren nehmen ihr Futter mit den Zähnen auf. Wenn es sich um größere Brocken handelt, die sie nicht in einem Stück fressen können, fixieren sie ihre Nahrung mit den Vordergliedmaßen und versuchen entweder Teile davon herauszureißen oder herauszuschneiden, indem sie die Beute zwischen ihre Backenzähne nehmen.

Pferde reißen auf der Weide mit den Schneidezähnen Gräser aus, wobei die Lippen zurückgezogen werden, wenn sie kleinstrukturiertes Futter aufnehmen, verwenden sie dafür die Lippen. Da diese sehr sensibel und außergewöhnlich gut beweglich sind, ist es für ein Pferd auch kein Problem Tabletten von Futter zu unterscheiden, sodass erstere sortiert in einer Ecke des Troges wiederzufinden sind, während letzteres gefressen wurde.

Schafe und Rinder umschlingen das Futter mit der Zunge und überführen es so in die Maulhöhle. Wenn sie auf der Weide grasen, rupfen sie das Gras mit einer typischen Kopfbewegung nackenwärts aus, wenn sie im Stall gefüttert werden, ist diese logischerweise nicht notwendig.

Schweine graben vor allem bei Freilandhaltung den Boden mit ihrer Rüsselscheibe um und können somit gleich alles, was vor ihnen liegt, beurteilen. Ist es fressbar, schaufeln sie es mit ihrem Unterkiefer in ihre Maulhöhle. Dieser ist nach rostral spitz zulaufend und kann somit sehr gezielt Futter aufnehmen.

Flüssigkeiten werden von Pflanzenfressern und Omnivoren durch Inspiration und die Kontraktion der Zunge in das Cavum oris befördert, während Carnivoren ihre eigenen Methoden haben. Sowohl Hunde als auch Katzen können ihre Zunge nach caudal verbiegen und zu einem Schöpflöffel formen. Hunde löffeln somit Flüssigkeiten in ihre Maulhöhle. Katzen dagegen bewegen ihre Zunge mit hoher Frequenz in die Flüssigkeit und wieder zurück ins Cavum oris, erzeugen somit eine Flüssigkeitssäule, die sie anschließend „abbeißen". Dadurch verhindern sie, dass die empfindlichen Tasthaare nass werden. Die Frequenz der Zungenbewegung wird an die Viskosität der Flüssigkeit angepasst und ist somit bei der Aufnahme von Wasser höher als bei der von Milch.

2.2. Zerkleinerung der Nahrung in der Maulhöhle

In der Maulhöhle wird die Nahrung je nach Tierart, aber auch je nach Art und Struktur des Futters mehr oder weniger gut durch Kauen zerkleinert und mit Speichel vermengt, wodurch es für den Schluckvorgang gleitfähig gemacht wird. Carnivoren zeichnen sich durch eine generell äußerst geringe Kauintensität aus, während Pflanzenfresser länger damit beschäftigt sind, ihre Nahrung zu zerkleinern. Vor allem Wiederkäuer haben eine besonders hohe Kauintensität – allerdings erst sekundär, bedingt durch die langen Wiederkauphasen, die pro Bolus (= Bissen) etwa 1 Minute benötigen. Primär wird die Nahrung relativ wenig gekaut abgeschluckt.

Die Kieferbewegungen sind ebenfalls charakteristisch für die Art der Ernährung. Während Carnivoren und Omnivoren die Kiefer vertikal bewegen, zermalen Herbivoren ihre Nahrung, indem sie das Unterkiefer horizontal zum Oberkiefer bewegen. Dementsprechend ist auch die Zahnform an die Nahrung und die Kaubewegung angepasst. Carnivoren können mit ihrem sekodonten Gebiss ihre Nahrung zerschneiden, bei Omnivoren steht mit dem bunodonten Gebiss die Mahlfunktion der mehrhöckerigen Backenzähne im Vordergrund. Wiederkäuer und Pferde weisen an den Backenzähnen becherförmige Einstülpungen des Zahnschmelzes auf, wodurch je nach Form bei den Wiederkäuern das selenodonte und bei Equiden das zygodonte oder lophodonte Gebiss beschrieben wird.

2.3. Speichelsekretion

Speichel oder Saliva ist ein Verdauungssekret mit vielfältigen Aufgaben, welches sich aus den serösen, mucösen oder seromucösen Sekreten der einzelnen Speicheldrüsen ergibt, die sich allesamt im Kopfbereich des Gastrointestinaltraktes befinden.

1. Speicheldrüsen

Die Speicheldrüsen der Säugetiere können in die großen –, sogenannte Hauptspeicheldrüsen, und die kleineren Speicheldrüsen, aber auch nach ihrer Sekretart in die serösen, mucösen oder seromucösen Drüsen unterteilt werden.

Hauptspeicheldrüsen	kleinere Speicheldrüsen
Gl. parotis (Ohrspeicheldrüse)	Gll. labiales (Lippendrüsen)
Gl. mandibularis (Unterkieferdrüse)	Gll. buccales (Backendrüsen)
Gl. sublingualis (Unterzungendrüse)	Gll. linguales (Zungendrüsen)
	Gll. paracarunculares (Mundhöhlenbodendrüsen)
	Gll. veli palatini (Gaumendrüsen)
	Gll. pharyngeae (Pharynxdrüsen)

Während die meisten dieser Drüsen ihr Sekret für die Verdünnung beziehungsweise Gleitfähigmachung der Nahrung sezernieren, sind die Glandulae linguales vorwiegend für die Spülung der Geschmackspapillen zuständig. Somit sind sie dafür verantwortlich, dass Geschmack nicht „auf der Zunge haften bleibt".

Name	Anteil (%)	Sekret
Gl. parotis (Ohrspeicheldrüse)	90	serös
Gl. mandibularis (Unterkieferdrüse)		seromucös
Gl. sublingualis (Unterzungendrüse)	5	seromucös
Gll. labiales (Lippendrüsen)	5	seromucös
Gll. buccales (Backendrüsen)		serös oder mucös
Gll. paracarunculares (Mundhöhlenbodendrüsen)		mucös
Gll. linguales (Zungendrüsen)		serös
Gll. veli palatini (Gaumendrüsen)		mucös
Gll. pharyngeae (Pharynxdrüsen)		mucös

2. Funktionen des Speichels

Speichel hat viele unterschiedliche Funktionen, teils sind diese auch speziesspezifisch. Sie lassen sich im Grunde in primäre, also verdauungsphysiologische, und sekundäre, für die Verdauung irrelevante Funktionen unterteilen.

Zu den primären Funktionen zählen der Schutz der Mundschleimhaut und der Zähne vor Austrocknung und Säurewirkung und Erleichterung des Schluckens durch Durchfeuchtung und Gleitfähigmachung der Nahrung. Speichel kann durch die in ihm enthaltenen Puffer Säure bis zu einem gewissen Grad neutralisieren. Bei Nahrung, die stärker sauer ist, tut er dies auch nachdem der Bissen bereits abgeschluckt wurde, um den pH – Wert in der Maulhöhle wieder herzustellen. Die Erhaltung des Säure – Basen – Gleichgewichts ist dabei nicht nur für die Zähne wichtig, deren Zahnschmelz durch ungünstige Verhältnisse geschädigt werden kann, sondern vor allem auch für die Maulschleimhaut. Ist das Milieu sauer, werden entzündliche Prozesse gefördert und Läsionen heilen langsamer ab. Speichel enthält außerdem alle Mineralien, welche der Zahnschmelz für seine Härtung benötigt, und trägt daher entscheidend dazu bei, dass die Zähne ihre Widerstandskraft beibehalten. In Ruhephasen kann sich somit der Zahnschmelz wieder erholen und Schädigungen, welche von der mechanischen und chemischen Belastung während des Kauens entstanden sind, ausbessern.

Je nach Spezies kommen bei Omnivoren noch der Beginn der enzymatischen Verdauung und bei Wiederkäuern die Regulation des pH – Wertes im Pansen durch die Sekretion von Phosphat und Bicarbonat hinzu. Des Weiteren ist für Wiederkäuer die Sekretion von Harnstoff für die Gewinnung von freien Fettsäuren aufgrund des Umbaus durch Bakterien im Pansen wichtig. Dadurch spielt Speichel bei ihnen auch eine Rolle für den Energiehaushalt.

Zu den sekundären Funktionen des Speichels zählen seine immunologische Wirkung durch bakterizide Bestandteile wie Lysozym und Immunglobuline (Ig), seine Beteiligung an der Thermoregulation bei hechelnden Tieren, seine Rolle bei der Körperpflege und Sozialkontakt und auch bei einigen Spezies die Vermittlung von verhaltensorientierten Abwehrmaßnahmen.

Kommt es zur Hyposalivation werden die Zähne nicht nur brüchig, sie sind auch vermehrt anfällig für Keime, wodurch sich Zahnkaries sehr schnell entwickeln kann und es zu kariösen Läsionen kommt. Dadurch läuft die Speichelproduktion nicht nur kurz vor bis kurz nach der Fütterung, sondern auch den restlichen Tag. Ein Vorteil davon ist nicht nur der ständige Schutz der Maulhöhle vor Austrocknung, sondern auch, dass Keime nur schwer gegen den Strom in die Drüsen einwandern können und somit die Gefahr einer Speicheldrüseninfektion niedrig gehalten wird.

3. Sekretionsrate

Die Menge des täglichen Speichelvolumens ist schwer zu bestimmen, da sie sehr inkonstant ist und stark von der Zusammensetzung und der Struktur des Futters abhängt. Die einzigen Speicheldrüsen, welche konstant Sekret absondern, sind die Glandulae parotis und buccales ventrales. Zusammen mit der Unterkieferdrüse produziert die Ohrspeicheldrüse rund 90 % des gesamten Speichelvolumens, 5 % stammen as der Unterzungendrüse, die restlichen 5 % teilen sich die kleinen Speicheldrüsen.

Fleischfresser produzieren jeden Tag etwa 100 bis 200 ml Speichel, Schweine ca 1 – 1,5 l, Pferde 5 – 10 l, Schafe 6 – 16 l und Rinder 60 – 160l.

4. Zusammensetzung

Speichel besteht zu über 99 % aus Wasser und enthält daneben als weitere Hauptbestandteile verschiedene Elektrolyte und aus der Gruppe der Glykoproteine Mucine (Schleimstoffe). Je nach Anteil der Schleimstoffe an der Gesamtmenge variiert die Konsistenz von wässrig bis schleimig, er ist jedoch in beiden Fällen farblos.

Bei Wiederkäuern unterscheidet man 2 Gruppen von Speicheldrüsen. Die erste Gruppe sezerniert seröses oder mucöses Sekret mit hohen Bicarbonat – und Phosphatkonzentrationen, welches isoton zum Plasma und dessen Zusammensetzung von der Menge des synthetisierten Speichels unabhängig ist. Dazu gehören die Parotis und die unteren Backendrüsen mit serösem Speichel und die Gaumen –, Pharynx – und restlichen Backendrüsen mit mehr mucösem Speichel.

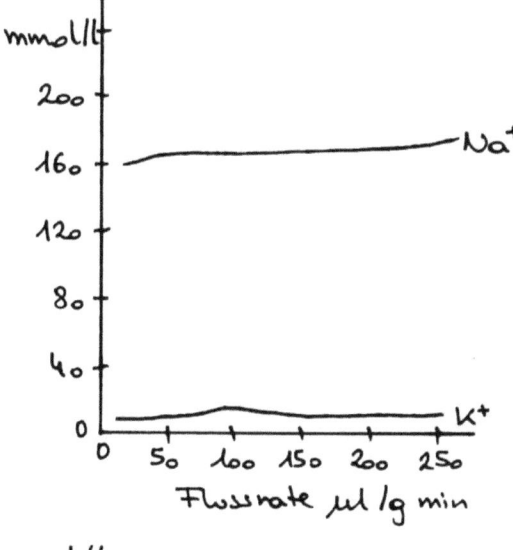

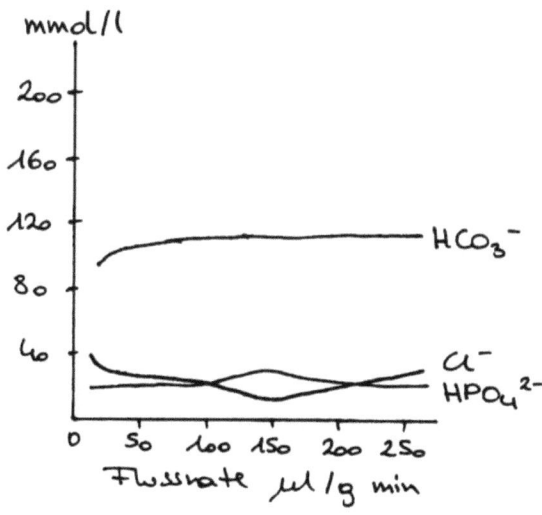

Die zweite Gruppe synthetisiert hingegen seromucösen, hypotonen Speichel mit niedrigem Bicarbonatgehalt, dafür aber hohen Phophatkonzentrationen, wobei die genaue Konzentration der Elektrolyte stark von der Menge des sezernierten Speichels abhängt. Zu dieser Gruppe gehören die Unterkiefer –, Lippen – und Unterzungendrüsen.

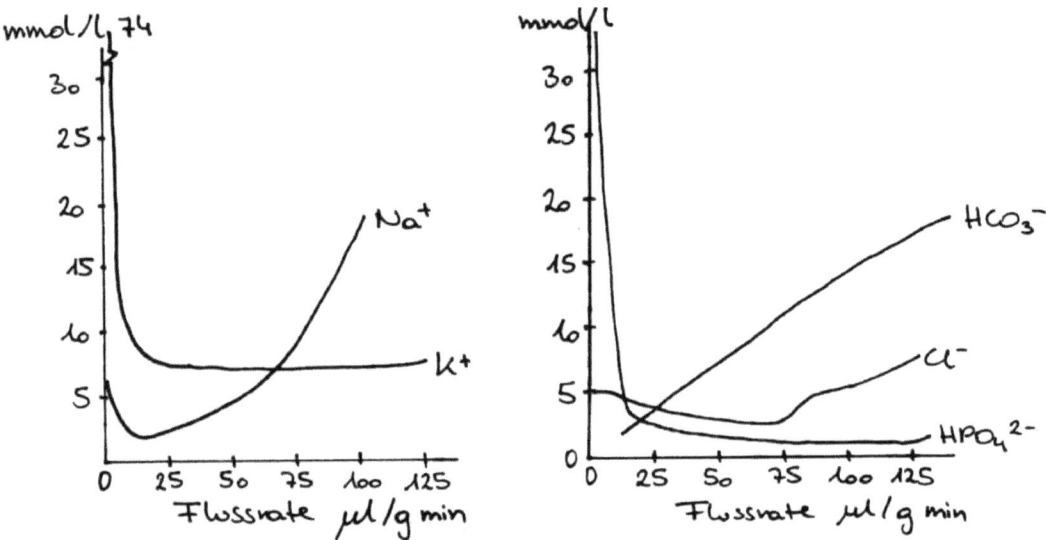

Generell schwankt die Zusammensetzung des Speichels bei Wiederkäuern jedoch nicht so stark wie bei Fleischfressern, bei denen – wie auch bei den anderen Nichtwiederkäuern, bei basaler Sekretionsrate, hypotoner Speichel mit Werten zwischen 60 und 80 mosm/l produziert wird. Die Werte der einzelnen Elektrolyte siedeln sich zwischen 10 und 30 mosm/l an, der pH – Wert liegt bei ungefähr 7,4 und liegt somit im neutralen Bereich, während das Sekret der Parotis von Wiederkäuer einen pH – Wert von 8,2 hat.

Wird jedoch vermehrt Speichel synthetisiert, ändert sich die Konzentration der einzelnen Elektrolyte zum Teil sehr stark, wodurch das Sekret sogar isoton werden kann. Kalium sinkt im Gegensatz zu Natrium, Bicarbonat und Chlorid ab, verändert sich jedoch insgesamt vergleichsweise wenig.

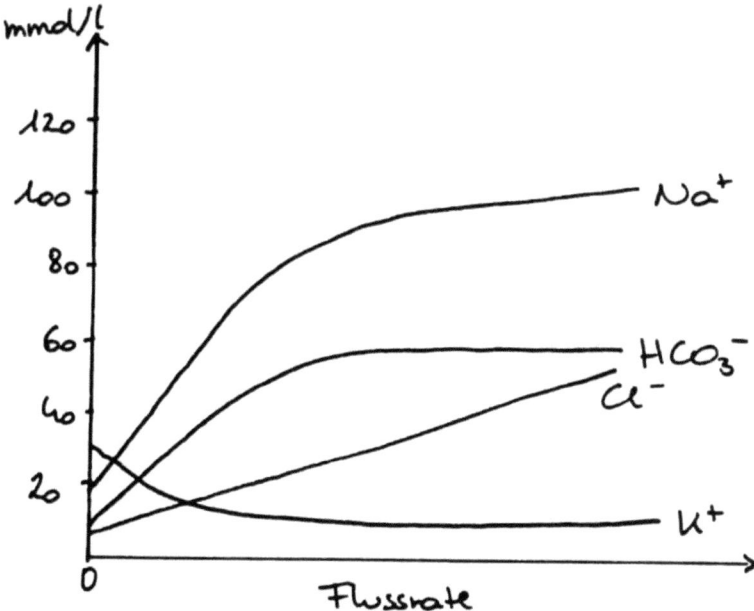

Neben den Elektrolyten befinden sich noch stickstoffhaltige Verbindungen im Speichel, beim Wiederkäuer mit 80 % vor allem Harnstoff, welcher im Pansen von Bakterien in Ammoniak gespalten und dann für die Proteinsynthese verwendet wird. Die Menge entspricht über der Hälfte des im Plasma befindlichen Harnstoffs. Der mit dem Speichel sezernierte Harnstoff ist somit Teil des ruminohepatischen Kreislaufs.

Weitere Bestandteile sind beispielsweise Amylasen mit der Isoform AMY1C bei Schweinen, Ratten und Kaninchen, welche die 1,4 – α – glykosidischen Bindungen von Oligo – und Polysacchariden hydrolysieren und damit den ersten Schritt in der Verdauung von Stärke oder Glykogen katalysieren.

Des Weiteren befinden sich Glykoproteine – darunter die bereits genannten Mucine, Immunglobuline, Lysozym, AB0 – Blutgruppen – Antigene, Laktoferrin,

Sialoperoxidase, Fluorid und Thiocyanate im Speichel, letztere beiden besitzen ebenfalls antibakterielle Wirkung. Thiocyanat wird durch die Sialoperoxidase zu Hypothiocyanat umgewandelt, wodurch es erst seine bakterizide Wirkung erhält. Laktoferrin bindet freies Eisen im Speichel und fängt damit einen von manchen Bakterien für ihr Wachstum benötigten Stoff weg.

5. Speichelsynthese

Speicheldrüsen setzen sich zusammen aus einem baumartigen System von Ausführungsgängen und Streifenstücken, die in Ausstülpungen, den sogenannten Acini münden. Das Epithel der Acini sezerniert den Primärspeichel in das Lumen des Acinus, bestehend aus Wasser, Elektrolyten, Mucus und Enzymen. Von dort gelangt er in die Sammelgänge, wo er durch Veränderung der Elektrolytkonzentrationen zum Sekundärspeichel modifiziert wird. Das Ausmaß der Modifikation ist dabei abhängig von der Rate des Speichelflusses, bei hohen Mengen ist die Veränderung allgemein eher gering, während bei geringer Flussrate der primäre Speichel stark modifiziert werden kann.

Da sich sowohl bereits die verschiedenen Speicheldrüsen einer Tierart durch verschiedene Zusammensetzungen ihres Produkts und der Transportprozesse, die an der Speichelproduktion beteiligt sind, unterscheiden, als auch zwischen den verschiedenen Tierarten, besonders zwischen Wiederkäuern und Nichtwiederkäuern, zum Teil große Unterschiede bestehen, sind die folgenden geschilderten Abläufe als Modell zu betrachten.

Zur Produktion des Primärspeichels werden durch $Na^+/K^+/2Cl^-$ – Symporter in der basalen Membran Kalium, Natrium und Chlorid in die Acinuszelle transportiert. Während Chlorid durch die Zelle geschleust wird und somit durch apikale Cl^- – Kanäle in das Lumen gelangt, strömt Kalium – zum Ausgleich des Potentials – basal durch K⁺ – Kanäle aus der Zelle. Gleichzeitig tauschen Na⁺/K⁺ – ATPasen intrazelluläres Natrium gegen extrazelluläres Kalium aus.

Der durch das Chlorid im Lumen entstehende elektrische Gradient wird durch einen parazellulären Na⁺ – Strom ausgeglichen. Außerdem folgt Wasser dem osmotischen Gradienten in das Acinuslumen, sowohl para – als auch transzellulär nach. Der Primärspeichel enthält somit neben Mucus und Enzymen, welche über Exocytose in das Lumen gelangen, vor allem Wasser, Chlor und Natrium.

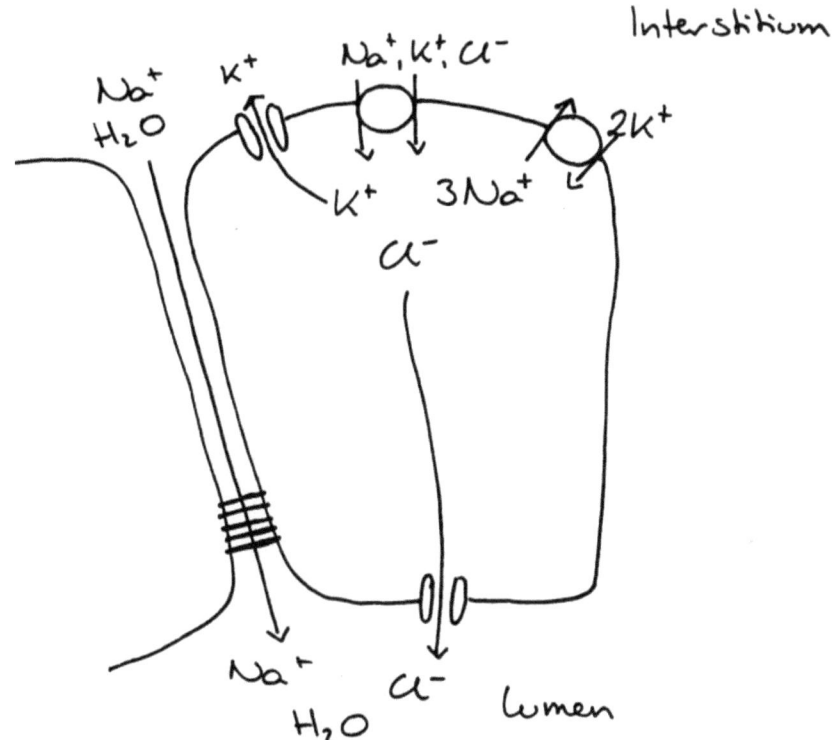

Bei Wiederkäuern befindet sich zusätzlich dazu ein Na⁺/H₂PO₄⁻ - Cotransporter in der basolateralen Membran, um die cytosolische Phosphatkonzentration zu steigern, und ein bislang unbekannter Mechanismus schleust selbiges durch die apikale Membran ins Acinuslumen. Dadurch lassen sich die hohen Phosphatkonzentrationen im Vergleich zu den der anderen Tierarten erklären.

Die Zellen der Sammelgänge nehmen apikal Natrium sowohl durch Na^+ – Kanäle, als auch durch Na^+/H^+ – Antiporter auf, schleusen es jedoch wieder durch die basale Na^+/K^+ – ATPase ins Interstitium. Dadurch gelangt vermehrt Kalium in die Zelle, welches benötigt wird, um durch den H^+/K^+ – Antiporter genügend H^+ in die Zelle zu bekommen, um den Na^+/H^+ – Austausch am Laufen zu halten. Dadurch gelangt K^+ an der Stelle von Na^+ in den Speichel.

Eine weitere Modifikation stellt der Austausch von Chlor gegen intrazellulär synthetisiertes Bicarbonat durch den apikalen HCO_3^-/Cl^- – Antiporter. Das aufgenommene Chlor wird durch Cl^- – Kanäle an der basalen Membran wiederum ins Interstitium ausgeschleust. Dadurch entsteht ein an Kalium und Bicarbonat reicher Sekundärspeichel, der schließlich durch die Ausführungsgänge in die Mundhöhle gelangt.

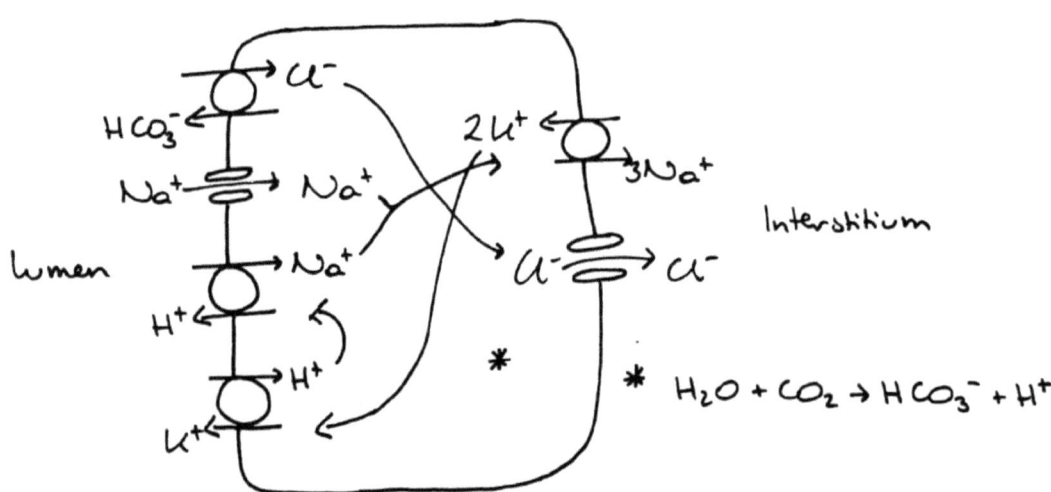

Bei Störungen der Speichelsekretion kommt es als logische Folge davon zur Mundtrockenheit, welche die bereits genannten Probleme der fehlenden Pufferung von Säuren, unzureichenden Abwehr von Bakterien und anderen Keimen und Austrocknung der Zähne und Maulschleimhaut hervorruft. Infolge des letztgenannten kommt es zur verminderten Wundheilung und Geschwürbildung der Schleimhaut sowie auf Seiten der Zähne zur verschlechterten Mineralisierung des Zahnschmelzes und somit vermehrter Schädigung durch normale Kauvorgänge. Daneben entstehen Schwierigkeiten bei der Zerkleinerung und beim Abschlucken von fester Nahrung. Natürlich ist somit auch der Transport durch den Ösophagus erschwert.

6. Steuerung der Speichelsekretion

Die Speicheldrüsen werden durch die parasympathischen Fasern des Nervus facialis und Nervus glossopharyngeus innerviert, die durch die Ausschüttung von Acetylcholin an die M_3 – Rezeptoren eine Kontraktion der myoepithelialen Zellen bewirkt. Außerdem führt parasympathische Aktivierung zur Vasodilatation. Dadurch wird die Sekretion von serösem Speichel, vor allem von der Glandula parotis, gefördert. Daher wird bei der Gabe von Atropin, welches zu den Parasympatholytica zählt, auch die Speichelsekretion gehemmt, wodurch als Nebenwirkung Maultrockenheit auftritt.

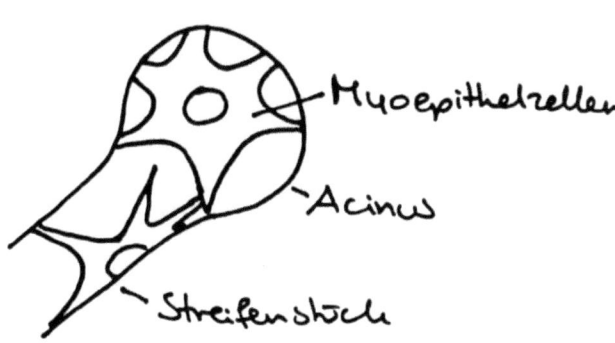

Des Weiteren führt eine Bindung von Acetylcholin an die entsprechenden Rezeptoren der Acinuszellen zur Aktivierung der Phospholipase C. Diese baut die Zellmembran an bestimmten Stellen ab und löst somit Inositoltriphosphat (IP$_3$) und Diacylglycerol (DAG) heraus. Durch IP$_3$ wird Ca^{2+} aus dem endoplasmatischen Retikulum freigesetzt, welches die K$^+$ - Kanäle der Zellmembran öffnet. K$^+$ kann dadurch vermehrt austreten, wodurch die Konzentration extrazellulär ansteigt, was zur Folge hat, dass der Na$^+$/K$^+$/2Cl$^-$ - Symporter mehr arbeitet. Da die Na$^+$/K$^+$ - ATPase Na$^+$ wieder aus der Zelle schleust und die K$^+$ - Kanäle weiterhin den K$^+$ - Ausstrom ermöglichen, wird effektiv nur Cl$^-$ bewegt, welches auf der apikalen Seite der Zelle durch Kanäle ins Acinuslumen strömen kann.

Damit schafft die Bindung von Acetylcholin, dass die transepitheliale Potentialdifferenz vergrößert wird, wodurch wiederum der parazelluläre Transport von Natrium und Wasser verstärkt abläuft. Die Folge einer parasympathischen Aktivierung der Speicheldrüsen beschränkt sich also nicht nur auf die Kontraktion der Myoepithelzellen, sondern schließt auch die vermehrte Produktion von dünnflüssigem Speichel ein.

DAG, welches ebenfalls durch die Aktivität der Phospholipase C freigesetzt wird, fördert hingegen die Exocytose der Enzyme und Mucine.

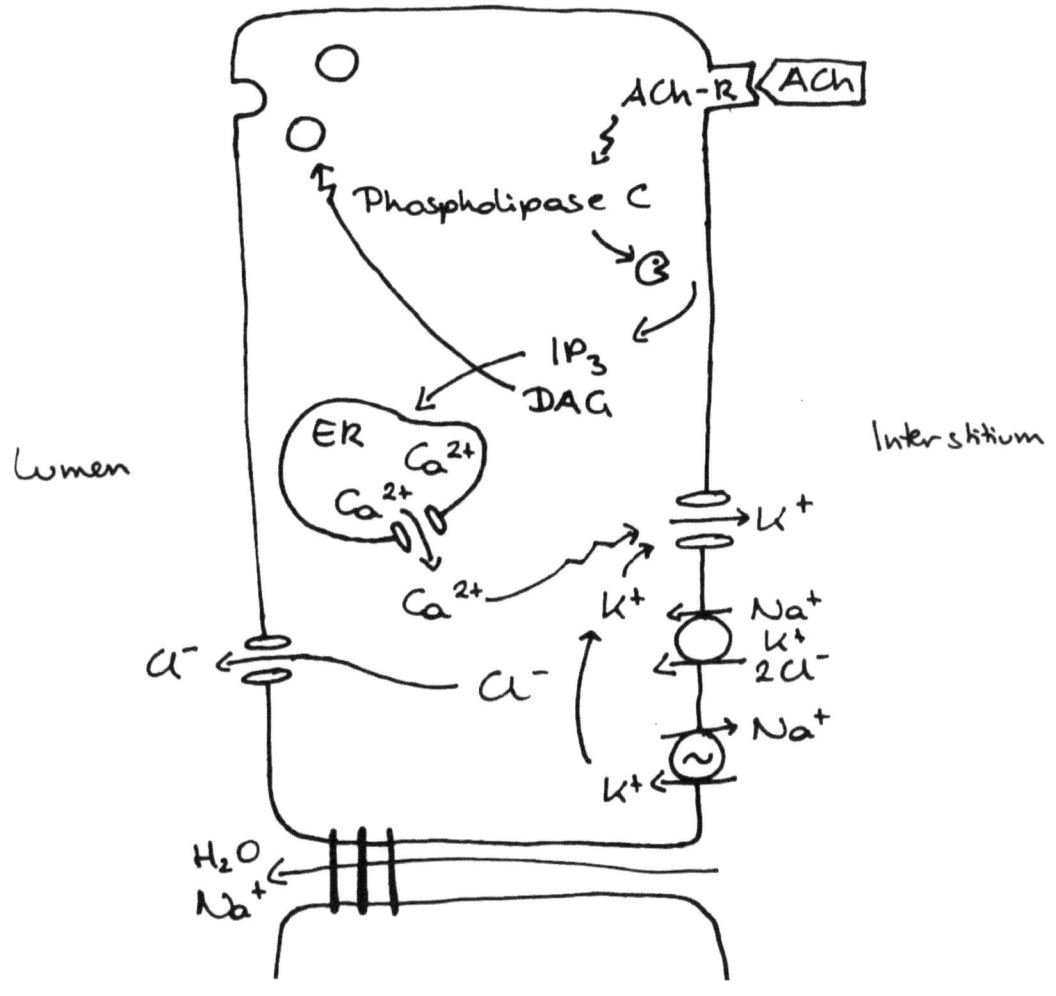

Sympathische Fasern der ersten 3 Thorakalsegmente ziehen zu den Speicheldrüsen und können über die Aktivierung von α_1 - Rezeptoren die Speichelsekretion insofern beeinflussen, dass der Gehalt an Proteinen und Mucin zunimmt, sodass unter sympathischem Einfluss vorwiegend kleine Mengen mucösen Speichels sezerniert werden.

Hierbei aktiviert die Bindung von Noradrenalin an seinen Rezeptor die Adenylatcyclase, welche cAMP bildet. Dieses aktiviert seinerseits eine Proteinkinase, welche die Exocytose der Enzyme und Mucine fördert.

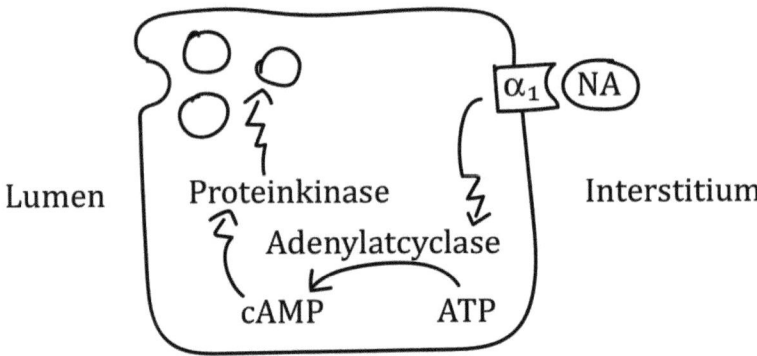

Die Speichelsekretion kann durch unbedingte und bedingte Reflexe eingeleitet werden. Unbedingte Reflexe werden über Chemo – und Mechanorezeptoren in der Mundhöhle, Ösophagus und im Hauben – Pansen – Bereich durch den Kontakt mit Nahrung ausgelöst. Mechanorezeptoren werden vor allem durch die Struktur der Nahrung gereizt, Chemorezeptoren dagegen durch den pH – Wert. Bedingte Reflexe werden im Laufe des Lebens erlernt und durch den Anblick, Geruch oder die Vorstellung von Nahrung getriggert. Die Verknüpfung eines natürlichen, unbedingten Reflexes mit einem unbeteiligten Reiz zu einem bedingten Reflex konnte Ivan Pawlow durch sein Experiment an Hunden, weithin bekannt als der „Pawlow'sche Hund", beweisen. Anfänglich wurde nur durch die Gabe von Futter beim Hund Speichelbildung angeregt, das Klingelzeichen erzeugte keine Reaktion. Während der Konditionierung wurde Futter erst nach dem Ertönen des akustischen Signals verabreicht, wodurch der Hund das Klingelzeichen mit Nahrungsaufnahme verband und somit auch ohne folgende Futtergabe nach Ertönen der Glocke speichelte.

2.4. Schluckreflex

Beim Abschlucken eines Bissens kann ein willkürlicher und ein unwillkürlicher, reflektorischer Teil unterschieden werden. Insgesamt ist es ein komplexer Vorgang, der vor allem exakte zeitliche Koordination der einzelnen Vorgänge erfordert.

1. willkürlicher Teil:

Orale Phase

Der willkürliche Teil besteht nur aus der oralen Phase. Während dieser Phase wird der Bolus durch die Bewegung der Zunge in Richtung Pharynx bewegt. Dadurch hebt sich der weiche Gaumen an den Passavant – Wulst und der reflektorische Teil des Abschluckens wird eingeleitet. Der Passavant – Wulst entsteht durch die Kontraktion der palatopharyngealen Muskeln und bilden gemeinsam mit dem weichen Gaumen eine Trennwand zum Verschluss der Pars nasalis pharyngis gegenüber der Pars oralis pharyngis. Somit wird der Übertritt von Futter in das Cavum nasi verhindert.

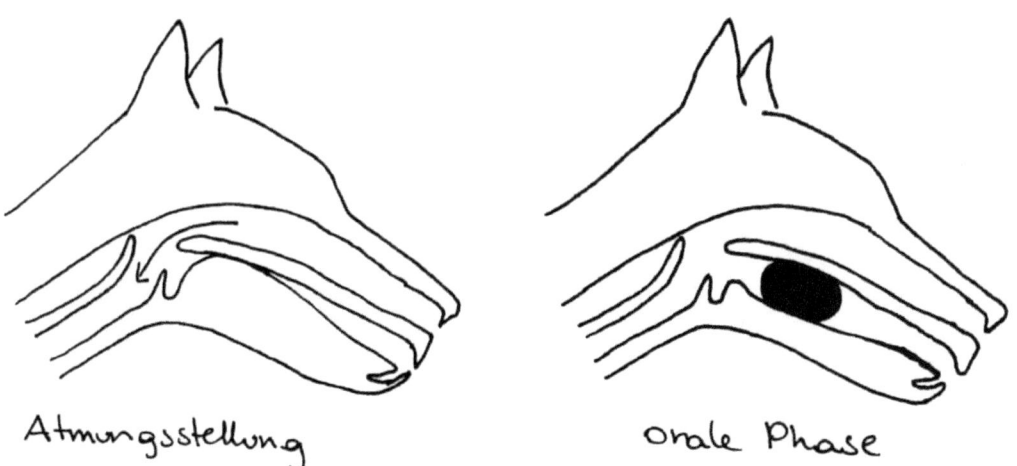

Atmungsstellung   Orale Phase

2. reflektorischer Teil:

Der reflektorische Teil kann weiter in eine pharyngeale und eine ösophageale Phase unterteilt werden und ist willentlich nicht beeinflussbar.

a) Pharyngeale Phase

In der pharyngealen Phase wird sichergestellt, dass der Bissen in den Ösophagus gelangt und somit weder versehentlich in das Cavum nasi noch in die Trachea rutscht. An dieser Stelle ist die Passage von Nahrung besonders heikel, da der Pharynx die einzige anatomische Struktur im Körper darstellt, an der sich Luft – und Speiseweg kreuzen.

Im Bereich des Pharynx liegen in der Schleimhaut Mechanosensoren, welche durch den Bissen stimuliert werden. Die Reize werden über die Afferenzen des N. vagus und des N. glossopharyngeus zum Schluckzentrum am Boden des 4. Hirnventrikels geleitet. Dies bewirkt die Einleitung des reflektorischen Teils des Schluckaktes. Vom Schluckzentrum werden über motorische Neurone des N. trigeminus (V), N. facialis (VII), N. glossopharyngeus (IX), N. vagus (X), N. hypoglossus (XII) und über die spinale Segmente C1 – C3 Signale an Zunge, Mundhöhle, Rachen und Kehlkopfmuskulatur gesendet. Diese bewirken, dass die Mundhöhle gegenüber dem Nasopharynx verschlossen wird.

Der weiche Gaumen wird durch die Kontraktion des Musculus tensor veli palatini gehoben und bildet so mit dem Passavant – Wulst, der vor allem durch die Kontraktion des Musculus constrictor pharyngis superior entsteht, eine Trennwand zum Nasenrachenraum.

Weiters wird durch die Aktivierung der motorischen Neurone der Larynx angehoben, wodurch die Epiglottis über den Eingang der Trachea gedrückt wird und eine Aspiration von Nahrungspartikeln verhindert werden kann. Funktioniert dieser Schritt nicht, kommt es zur Aspiration, also zum Übertritt von Nahrungsmittel, Flüssigkeit oder Mageninhalt in die Trachea. Im Larynx werden außerdem die Arytenoidknorpel angenähert, dadurch verengt sich die Stimmritze und die Atmung wird kurzzeitig gehemmt.

Durch die Kontraktion des M. myohyoideus wird die Zunge an den harten Gaumen gepresst, durch die des M. hyoglossus nach caudal gezogen, wodurch der Bolus an das craniale Ende des Ösophagus gepresst wird. Durch die geschlossene Rachenhöhle ist das Volumen des Pharynx reduziert und somit der Druck darin erhöht, was in Kombination mit dem erschlafften Sphincter am Übergang zur Speiseröhre dafür sorgt, dass die Nahrung in den Ösophagus gelangt.

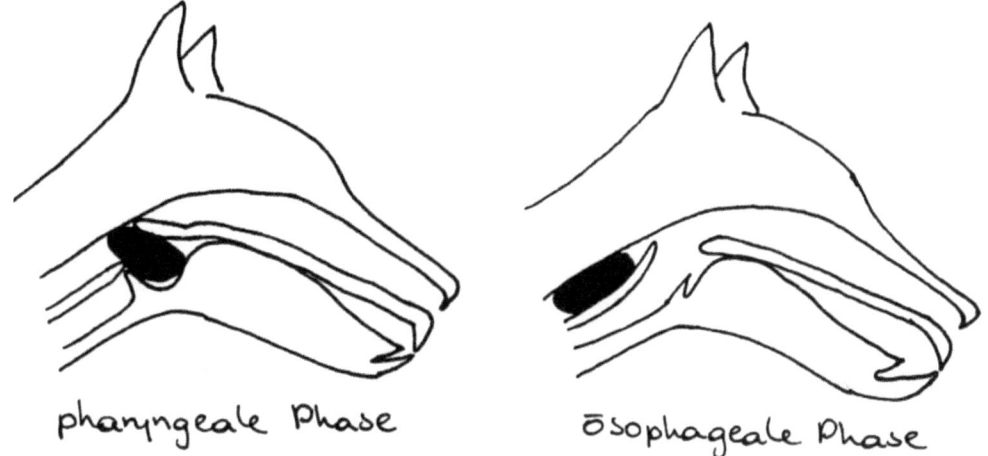

b) Ösophageale Phase

Die Relaxation des cranialen Sphincters des Ösophagus basiert auf der reflektorischen Hemmung der ansonsten herrschenden tonischen Kontraktion und wird durch das Abschlucken hervorgerufen. Durch die Relaxation des Sphincters und den andererseits zunehmenden Druck aufgrund der Kontraktion der Zungenmuskulatur entsteht ein cranio – caudales Druckgefälle, wodurch der Bolus den Sphincterbereich passieren kann. Dem folgt eine peristaltische Welle in aboraler Richtung, beginnend mit der Kontraktion des Sphincter, die über die Stärke des normalen Ruhetonus hinausgeht.

Die erste Kontraktionswelle wird vom Schluckakt induziert und wird als „primäre peristaltische Welle" bezeichnet. Ist der Bolus zu groß, wird der Ösophagus lokal stimuliert und eine sekundäre peristaltische Welle folgt.

Die Kontraktionswellen werden durch die Muskulatur des Ösophagus ermöglicht, bestehend aus Ring – und Längsmuskelschicht. Bei den meisten Haussäugetieren bestehen beide dieser Schichten ausschließlich aus quergestreifter Muskulatur, nur bei Pferd und Katze werden die caudalen Abschnitte aus glatten Muskelfasern gebildet.

Die Geschwindigkeit der Nahrungspassage ist von der Länge des Ösophagus abhängig, beim Hund, bei einer Geschwindigkeit von etwa 5 cm/s, kann man mit ca 4 – 5 Sekunden rechnen.

Die Passage der Nahrung in den Magen ist schließlich nur durch eine Erschlaffung des unteren Ösophagussphincters, des M. sphincter cardiae, möglich.

Eine Störung des Schluckakts wird als Dysphagie bezeichnet, wobei sowohl subjektive als auch objektive Schwierigkeiten der Aufnahme von Futter oder Flüssigkeit Ursachen sein können. Die Aspiration von Futterbestandteilen oder Flüssigkeiten stellt eine Sonderform der Dysphagie dar.

3. Verdauung im Vormagen

Betrachtet man die Verdauung im Magen, so unterscheiden sich Monogastrier sehr stark von Wiederkäuern, welche über ein mehrteiliges Vormagensystem als funktionelle Gärkammer verfügen, um ihre vorwiegend aus Gräsern bestehende Nahrung abzubauen. Säugetiere sind prinzipiell aufgrund ihrer Enzymausstattung nicht dazu befähigt, Gräser zu verdauen. Sie sind daher auf Bakterien, Protozoen und Pilze angewiesen, welche unter anaeroben Bedingungen Gerüstsubstanzen, wie Cellulose, Hemicellulose und Lignin, abbauen können und Metaboliten ausscheiden, welche wiederum von Säugern genützt werden können. Aus diesem Grund haben sich bei Herbivoren an verschiedenen Stellen des Verdauungstraktes Gärkammern entwickelt, in denen – bei ausreichend langer Verweildauer des Nahrungsbreis – die vollständige Hydrolyse der Zellwandbestandteile abläuft.

Die Beziehung zwischen Säuger und Mikroorganismen stellt eine Symbiose dar, da das Wirtstier den Mikroben einen Lebensraum mit konstanten Parametern bietet, wie beispielsweise Temperatur, Feuchtigkeit und pH – Wert, und die Versorgung mit Flüssigkeit und Nahrung sicherstellt. Die Mikroorganismen helfen ihrem Wirten durch die Bereitstellung mikrobieller Enzyme und der dadurch stattfindenden Fermentation von zum Teil unverdaulichen Nahrungsbestandteilen und durch die Synthese hochwertiger Nährstoffe bei der Sicherung seines Bedarfs. Dabei stellen sie ihm vor allem kurzkettige Fettsäuren, essentielle Aminosäuren, Proteine und Vitamine zur Verfügung, zu einem nicht unbeachtlichen Teil, weil sie selbst vom Wirtstier verdaut werden.

3.1. Anatomie des Vormagensystems

Das Vormagensystem gliedert sich in den Pansen, Rumen, die Haube, Reticulum, und den Blättermagen, Psalter. Funktionell bilden Rumen und Reticulum eine Einheit, weshalb auch oft von Reticulorumen gesprochen wird.

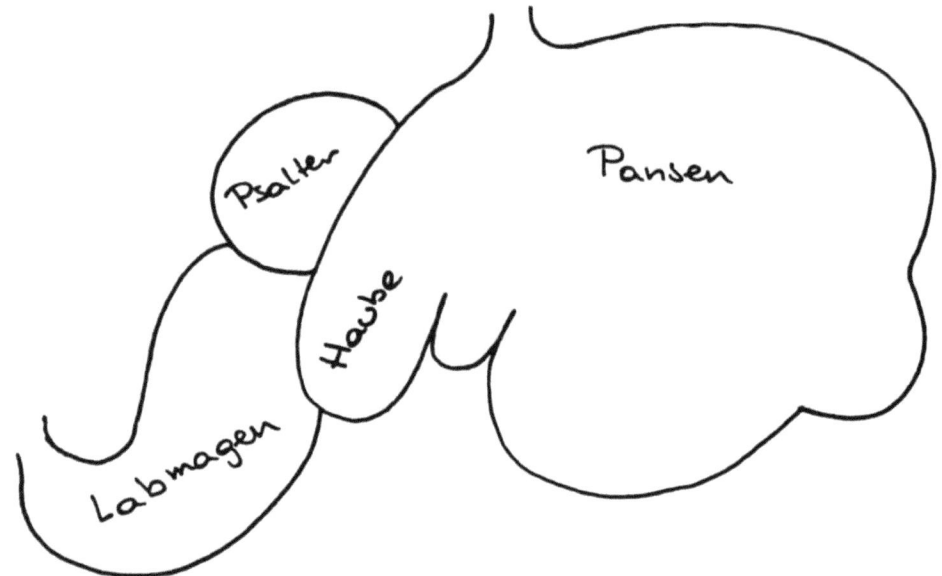

Die Schleimhaut des Pansens trägt als Anpassung an spitze Futterbestandteile ein mehrschichtiges, verhorntes Epithel, es werden jedoch trotzdem unterschiedliche Substanzen resorbiert. Um diesen Vorgang zu erleichtern, ist die Oberfläche durch unzählige Pansenzotten erheblich vergrößert. Außerdem findet im Pansen eine ständige Durchmischung des Nahrungsbreis statt, welche für die Fermentation der Ingesta durch Mikroben notwendig ist. Dafür sind die aus Muskulatur bestehenden Pansenpfeiler essentiell, welche in das Lumen hineinragen und somit auch im relaxierten Zustand sichtbar sind.

Das Reticulum ist erheblich kleiner als der Pansen, liegt cranial von ihm und zeichnet sich durch eine in Zellen unterteilte Schleimhaut aus. Hier findet eine Entmischung der Ingesta statt.

Die Schleimhaut des Psalters ist, abgesehen vom Psalterkanal, in verschieden große Schleimhautblätter gelegt, die zusätzlich mit Papillen besetzt sind. Somit wird auch hier die Oberfläche stark vergrößert und Resorptionsprozesse werden ermöglicht.

3.2. Mikroorganismen

Um Gras als Nahrungsgrundlage nutzen zu können, benötigen Säugetiere die Hilfe von anaeroben Mikroben, welche sich im Gastrointestinaltrakt ansiedeln und dort durch die Fermentation von Gerüstkohlenhydraten wie Cellulose, Hemicellulose und Lignin Substanzen erzeugen, welche für den Säuger ebenfalls nutzbar sind. Bei Wiederkäuern befindet sich die mikrobielle Flora vorwiegend im Vormagensystem, wodurch ein großer Teil der Nährstoffverdauung bereits vor dem eigentlichen Magen, also im oberen Gastrointestinaltrakt, stattfindet.

Die Voraussetzung für eine effektive mikrobielle Verdauung von Nahrung ist in jedem Fall – egal ob sie, wie bei Wiederkäuern, im Vormagen oder, wie bei Pferden, im Dickdarm stattfindet – eine Verweildauer, die lang genug ist, um den Abbauprozessen die nötige Zeit zu geben, und natürlich die Möglichkeit der mikrobiellen Kolonisation des betroffenen gastrointestinalen Abschnittes.

Dort befinden sich etwa $10^9 - 10^{11}$ Bakterien und Archaeen, bis zu 10^6 Protozoen und bis zu 10^5 Pilze pro g Nahrungsbrei. Währenddessen sind im Dünndarm nur etwa $10^4 - 10^8$ und im Dickdarm $10^8 - 10^{11}$ Bakterien und Archaeen pro g Ingesta zu finden, Protozoen sind im Dünndarm generell nicht vorhanden, im Dickdarm nur bei Pferden und Schweinen. Von Pilzen weiß man nicht, ob sie im Dünn – und Dickdarm vorkommen.

1. Pansenbakterien:

Die Bakterien des Vormagensystems gehören über 200 verschiedenen Spezies an, haben einen Durchmesser von $1 - 10$ µm und sind größtenteils anaerob. Vereinzelt können auch obligat oder fakultativ aerobe Keime vorkommen. Diese verbrauchen durch ihren Stoffwechsel den vorkommenden Sauerstoff und erhalten somit das

Milieu für die anaeroben Bakterien, für die Sauerstoff schädlich bis sogar tödlich sein kann.

Bakterien machen ca 10 % des Pansenvolumens aus und der Großteil der Population befindet sich entweder auf der Oberfläche der Futterpartikel, mit denen sie auch in den Pansen gelangen, oder am Pansenepithel, wobei vor allem von den pansenwandanhaftenden Keimen angenommen wird, dass sie Sauerstoff verwerten und somit die anaeroben Bedingungen aufrechterhalten.

Sie sind vorwiegend für den Faserabbau bzw. die Hydrolyse der β - glykosidischen Bindungen, die Biohydrogenierung der Fette, die Synthese von B – Vitaminen und die Neusynthese von Aminosäuren aus Nicht – Protein – Stickstoff (NPN) zuständig, wodurch Wiederkäuer trotz ihrer natürlicherweise proteinarmen Nahrung keinen Proteinmangel haben.

Wichtige Bakterienarten sind die Bacteroides succinogenes, Ruminococcus albus und Ruminococcus flavefaciens. Jede dieser 3 Arten zeichnet sich durch ihren cellulolytischen Stoffwechsel und die Säureempfindlichkeit aus, wodurch sie – im Gegensatz zu amylolytischen Bakterien – schnell absterben, wenn der pH – Wert in den sauren Bereich kippt.

2. Archaeen (Archaebakterien):

Archaeen sind strikte Anaerobier und kommen üblicherweise mit einer Dichte von $10^8 - 10^9$ pro ml vor. Sie bilden aus CO_2 und H_2 Methan, wodurch sie einerseits ein zu starkes Absinken des pH – Wertes verhindern und andererseits die Bildung von Ethanol und Laktat durch die Pansenfermentation begrenzen.

Die wichtigsten Spezies der Archaebakterien sind Methanosarcina spp., Methanomicrobium spp., Methanobrevibacter spp. und Methanobacterium formicium.

3. Protozoen:

Obligat anaerobe Protozoen wie Ciliaten (Wimperntierchen) und Flagellaten (Geißeltierchen) befinden sich ebenfalls im Vormagensystem und machen dort, genauso wie die Bakterien, ungefähr 10 % des Volumens aus.

Ciliaten haben eine ungefähre Größe von 20 – 200 µm und machen daher nahezu die Hälfte der mikrobiellen Biomasse im Pansen aus, Flagellaten dagegen einen relativ geringen, da sie nur etwa 4 – 14 µm groß sind.

Protozoen werden allgemein nicht als essentiell für die ungestörte Verdauung im Vormagensystem angesehen, ihre Eliminierung daraus beeinflusst den Stoffwechsel nur marginal. Allerdings tragen sie nicht nur zur Verdauung von Kohlenhydraten, Proteinen und Fetten bei und stellen Acetat, Propionat, Butyrat und Laktat her, sondern sie stabilisieren auch den pH – Wert, da sie die leichtfermentierbare Kohlenhydrate auch speichern können. Somit senken sie das Risiko einer Pansenacidose. Cellulose können sie jedoch aufgrund der geringen Cellulaseaktivität nur beschränkt verwerten. Somit übernehmen sie ca 25 % des gesamten Faserabbaus.

Eine weitere Fähigkeit der Protozoen ist, dass sie Bakterien inkorporieren und verdauen können und sie somit die Bakterienpopulation in gewissen Ausmaßen regulieren. Außerdem können sie teilweise toxische Stoffe durch Detoxifizierungsreaktionen neutralisieren. Dies geschieht durch die Aktivität ihrer zahlreichen hydrolytischen und reduzierenden Enzyme, sodass beispielsweise Nitrite zu Aminen umgewandelt werden.

Unter den Ciliaten befinden sich Gattungen, welche ausgesprochen säureempfindlich sind, wodurch sie im Fall einer Pansenacidose sehr schnell absterben.

4. Pilze:

Die im Pansen auffindbaren Pilze wurden im Vergleich zu den Bakterien oder Protozoen nur recht wenig untersucht. Sämtliche bisher im Pansensaft nachgewiesenen Pilze sind obligat anaerob und können ein weites Spektrum von Kohlenhydraten und pflanzlichen Polysacchariden verstoffwechseln, die Endprodukte sind ähnlich zu denen der Bakterien und Protozoen. Über den Fettstoffwechsel liegen keine Daten vor, sie können jedoch langkettige Fettsäuren synthetisieren.

Auch Pilze sind für eine ungestörte Vormagenverdauung nicht notwendig. Allerdings helfen sie durch die Besiedelung der Pflanzenpartikel die Zellwände aufzulockern. Die aus den Sporangien freigesetzten Zoosporen setzen sich auf festen Partikeln ab und lassen ihre Hyphenstränge in die Pflanzen hineinwachsen. So erleichtern sie die bakterielle Besiedelung und den Abbau.

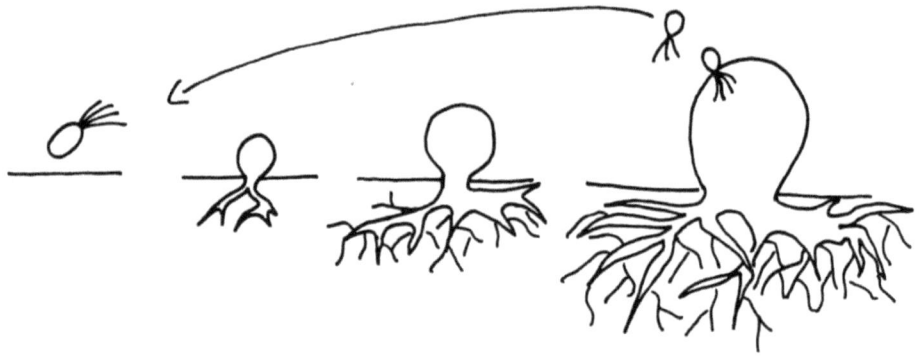

Je faserreicher das Futter ist, desto mehr Pilze sind im Pansen zu finden. Ihr Temperaturoptimum liegt zwischen 33 und 41 °C.

1. Besiedelung und Vermehrung der Mikroben

Die Besiedelung des Vormagensystems beginnt unmittelbar postnatal durch den Kontakt mit anderen Tieren, dem Futter und der Umwelt. Später erfolgt dann eine

Umstellung der Population durch die Festfutteraufnahme der Jungtiere zur Zeit des Absetzens.

Meist haften Mikroben genau an dem Futter an, welches sie am besten abbauen können. Dabei hat jede Art Präferenzen für bestimmte Substrate, manche Arten können auch mehrere verwerten. Somit variieren je nach Futterangebot die Arten der Mikroben, allerdings beeinflussen noch eine Reihe anderer Faktoren die Population. Beispielsweise sind Temperatur, Feuchtigkeit, pH – Wert und Osmolalität des Milieus entscheidend, ob ein Mikroorganismus überleben und sich optimal vermehren kann. Anaerobe Bedingungen sind ebenfalls eine Voraussetzung, außerdem muss man bei Futterwechsel darauf Rücksicht nehmen, dass Mikroben nur bei konstanter Nährstoffverfügbarkeit überleben können.

Wenn sie durch Nahrungsmangel sterben, könnten dem Wirt selbst bestimmte, durch mikrobielle Stoffwechsel gebildete, Nährstoffe fehlen. Mikroben, die auf die Metabolisierung des neuen Futtermittels spezialisiert sind, müssen sich erst langsam ansiedeln und vermehren, ehe sie die alten ersetzen können. Daher ist von schnellem Futterwechsel stets abzuraten. Wird beispielsweise von rohfaserreichem auf stärkereiches Futter umgestellt, wird die Anzahl der cellulolytischen Bakterien sinken, während die der amylolytischen zunimmt, genauso wie die von Streptokokken, Lactobazillen und lactatverwertenden Bakterien.

Typischerweise vermehren sich Bakterien durch Zweiteilung, wobei die Generationszeit, der Zeitabstand zwischen 2 Teilungen, bei günstigen Bedingungen ca 12 Minuten beträgt. In nährstoffreichen Flüssigkeiten, wie dem Pansensaft nach der Fütterung, beträgt sie im Schnitt 20 Minuten. Man kann das bakterielle Wachstum in 4 Phasen einteilen: lag – Phase, log – Phase, Plateauphase und Absterbephase.

In der lag – Phase passt sich die Ausgangspopulation an das neue Milieu an, Enzyme werden synthetisiert und etwaige Schäden, die auf dem Weg in den Pansen entstanden sind, werden repariert.

In der log – Phase, der Phase des exponentiellen Wachstums, vermehren sich die Bakterien mit maximaler Geschwindigkeit, bis das Milieu „ausgelastet" ist und die stationäre Phase erreicht wird.

Die stationäre Phase beginnt mit dem Zeitpunkt, an dem die vorhandenen Mengen an Nährstoffen oder die produzierte Menge an Ausscheidungen, oder andere Faktoren, wie Temperatur oder pH – Wert, das Wachstum soweit begrenzen, dass nur noch so viele Bakterien „nachkommen" wie im selben Zeitraum absterben.

Die Absterbephase findet physiologisch nur selten statt, beispielsweise bei Futterumstellungen. In dieser Phase kann eine bestimmte Bakterienpopulation nicht mehr weiter in dem Milieu überleben und verringert sich somit. Im Falle einer Futterumstellung ist der Grund schlicht ein Mangel an benötigten Nährstoffen, allerdings können auch alle anderen die mikrobielle Flora beeinflussenden Faktoren dafür verantwortlich sein.

Eine Voraussetzung für gesunde, leistungsfähige und umweltverträgliche Wiederkäuer ist eine funktionierende Pansenflora. Das Futter beeinflusst maßgeblich, welche Mikroben im Pansen leben können und wie groß die Diversität ist. Daher ist es wichtig ein optimales Verhältnis von Rohfaser und fermentierbaren Kohlenhydraten zu füttern, um das Milieu und die Stoffwechselleistungen der Mikroben aufrecht zu erhalten.

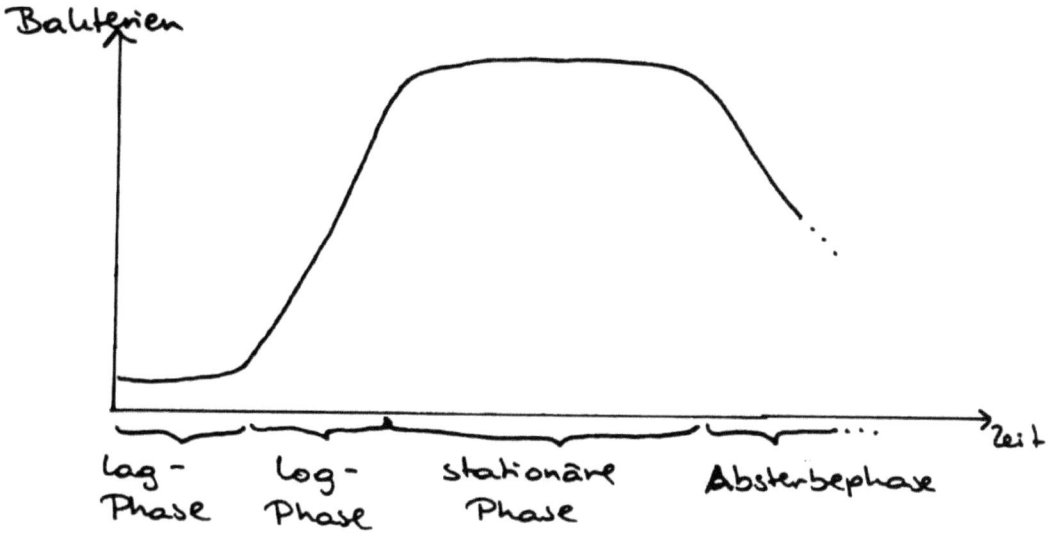

2. Verteilung der Mikroben im Reticulorumen

In Pansen und Haube kann man 3 Phasen unterscheiden: Die dorsale Gasphase, die feste Phase ventral davon und die flüssige Phase ventral davon.

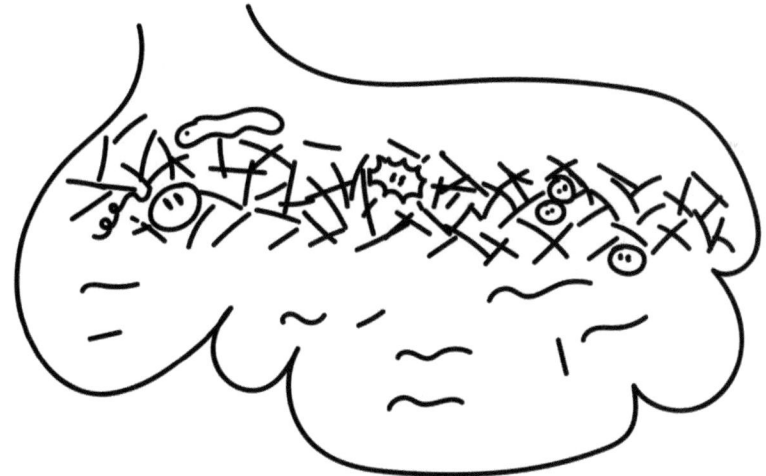

Die feste Phase macht ungefähr 20 – 30 % des Volumens des Pansens aus und enthält neben Futterpartikel und Nährstoffen auch einen Großteil der

Mikrobenpopulation. Zusammen mit den Bakterien die dem Pansenepithel anhaften machen sie etwa 70 – 80 % der Gesamtmenge aus. Neben Protozoen und Pilzen finden sich vor allem faserverdauende Bakterien, welche an den Partikeln anhaften.

Die flüssige Phase besteht aus freier Flüssigkeit, neben an Partikel gebundener Flüssigkeit, den darin gelösten Nährstoffen und Mikroben. Hier ist ein Großteil der Bakterien nichtfaserverdauend, außerdem ist diese Phase auch der Lebensraum von Protozoen und Pilzen. Der Anteil der flüssigen Phase am Gesamtvolumen des Pansens beträgt 50 – 80%.

Neben den Mikroben, welche die flüssige bzw. feste Phase bewohnen, gibt es noch einige, die wie bereits erwähnt an der Pansenwand anhaften und somit mit der Mukosa assoziiert sind. Damit sie anhaften können, tragen sie Glykoproteine und Mucopolysaccharide an ihrer Außenseite, mit denen sie auch untereinander Bindungen eingehen können.

3. Mikrobieller Stoffwechsel
1. Kohlenhydrate

Kohlenhydrate können grob in Mono –, Di – und Polysaccharide eingeteilt werden, wobei jede der nachfolgenden Gruppen aus der jeweils vorigen aufgebaut ist. Die wichtigsten Monosacharide sind Glucose, Fructose und Galactose. Maltose (2 Glucosemoleküle), Saccharose (Glucose + Fructose) und Lactose (Glucose + Galactose) gehören zu den Disacchariden. Ernährungsphysiologisch spielen bei den Polysacchariden vor allem Stärke, Cellulose, Hemicellulose, Pektine und Lignin größere Rollen.

Während die Kohlenhydrate, welche als Zellinhaltsstoffe vorkommen, wie Stärke oder Saccharose, in der Regel vom Wiederkäuer selbst abgebaut werden können, benötigen sie für die Kohlenhydrate, die als Zellwandbestandteil verwendet werden, mikrobielle Enzyme. Dabei handelt es sich vor allem um Pektine, Cellulose, Hemicellulose und Lignin, die auch unter dem Begriff „Rohfaser" zusammengefasst werden können. Rohfaser sind die am schwierigsten abbaubaren Futterbestandteile.

Lignin wird mit zunehmendem Alter in die Zellwand eingebaut und ist selbst für Mikroben schwer abzubauen, weshalb man von einer 0 % Abbaubarkeit spricht. Es ist ein Mischpolymer aus Phenylpropanverbindungen und wird in sämtliche Zellwandschichten eingebaut. Dort kann es auch mit jedem anderen Zellwandbestandteil Bindungen eingehen.

Cellulose ist zumindest zu 30 – 50 % durch die Enzyme Endoglucanase, Exoglucanase und β - Glucosidase abbaubar, am besten wenn die Mikroorganismen bei der Sekretion der Enzyme direkt am Futterpartikel anhaften, und befindet sich in sekundären Zellwänden. Es ist aus Cellobiose Untereinheiten aufgebaut, welche wiederum aus β - D – 1,4 glykosidisch gebundenen Glucosemolekülen bestehen.

Stärke und Pektine werden hingegen schnell fermentiert und haben eine Abbaubarkeit von 60 – 95%. Stärke besteht aus Amylose und Amylopektin, also aus Glucosemolekülen, die im Fall der Amylose 1,4 α - glykosidisch und im Fall des Amylopektins 1,6 α - glykosidisch gebunden sind. Abgebaut wird Stärke durch die Enzyme α - und β - Amylase, wobei Amylopektine schneller fermentierbar sind als Amylose. Das hat zur Folge, dass Mais, mit einem höheren Amyloseanteil, langsamer abgebaut wird als beispielsweise Gerste oder Weizen, mit einem höheren Amylopektinanteil.

Pektin ist der Hauptbestandteil der Mittellamelle und ist, wie auch die Hemicellulose, ein wichtiger Bestandteil der Primärwände. Saccharose wird im Pansen zu 100% und sehr schnell abgebaut.

Die Abbaubarkeit kann auch als Fermentierbarkeit bezeichnet werden und beschreibt die Fraktion der Kohlenhydrate, welche im Pansen verwertet werden können, in Prozent. Die Fermentationsrate von Kohlenhydraten berechnet sich aus dem Anteil der vorhandenen Kohlenhydrate, welche pro Zeiteinheit abgebaut werden, mit der Einheit %/h.

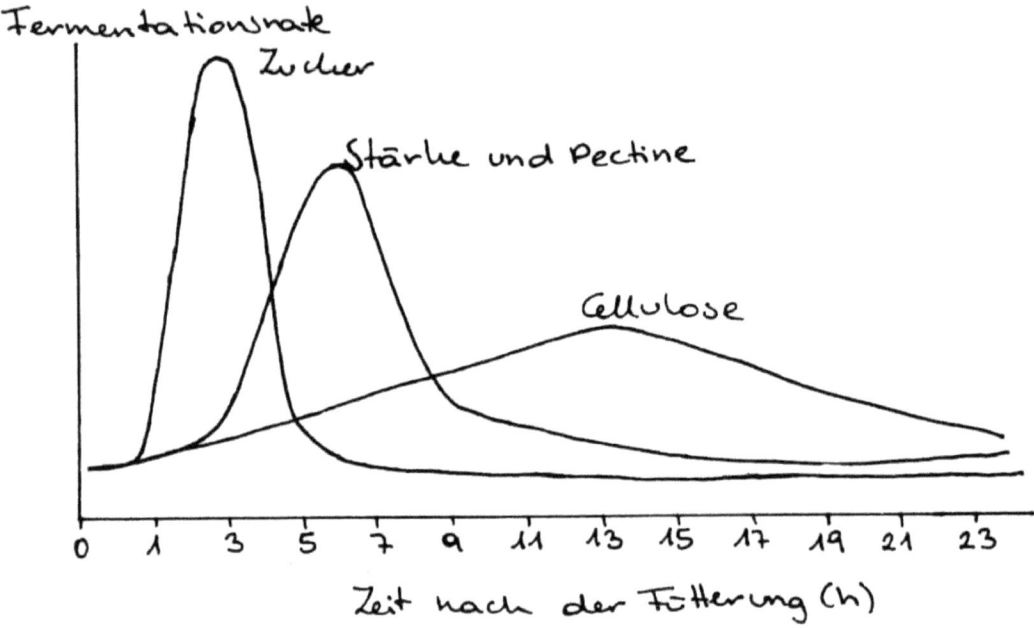

Die Fermentationsrate in dem Diagramm zeigt, dass die Stoffe, welche die höchste Abbaubarkeit besitzen, auch am schnellsten fermentiert werden, während diejenigen, welche nur unvollständig verwertet werden können, auch am längsten bearbeitet werden müssen.

Trotz der niedrigen Abbaubarkeit ist eine ausreichende Versorgung mit Rohfaser für den physiologischen Verdauungsprozess der Wiederkäuer unbedingt notwendig. Rohfaserreiches Futter stellt nicht nur eine weitere Energiequelle dar, die jedoch erst nach mikrobieller Fermentation zur Verfügung steht, sondern ist für die Aufrechterhaltung der normalen Pansenfunktion durch die Struktur verantwortlich. Eine ausreichende Versorgung beugt somit Pansenstörungen vor, da sie die Wiederkauaktivität fördert. Voraussetzung dafür ist, dass das Futter nicht stark zerkleinert wurde, sondern große Partikel enthält.

Durch die Hydrolyse der Zellwandbestandteile entstehen Monomere, die wiederum durch anaerobe Glycolyse und den Pentose – Phosphat – Zyklus zu Pyruvat umgebaut werden. Dieses wird so schnell weiterverwertet, dass es kaum nachweisbar ist. Aus Pyruvat entstehen die kurzkettigen Fettsäuren (SCFA – short chain fatty acid) Acetat, Propionat und Butyrat, sowie Gas und Wärme. Die bei der Fermentation entstehenden Pansengase, darunter Methan, können vom Wiederkäuer nicht genützt werden, Wärme nur in Abhängigkeit von der Umgebungstemperatur und der Leistung.

Vergleicht man die Menge der 3 Fettsäuren, so wird unter physiologischen Umständen immer Acetat die Hauptmasse ausmachen, darauf folgt Propionat und schließlich Butyrat. Die Anteile der drei an der Gesamtmenge der kurzkettigen Fettsäuren ist abhängig von der Art, Menge der Kohlenhydrate und der Struktur des Futters. Bei stärkereicher Fütterung wird sich das Verhältnis zu Gunsten von Propionat verändern, die Menge von Butyrat bleibt jedoch nahezu unbeeinflusst von der Nahrungszusammensetzung und steigt nur mit zunehmenden Vermahlungsgrad des Futters.

Der Grund für die Veränderung der Anteile der SCFA liegt in der unterschiedlichen Verwertung von Pyruvat durch verschiedene Bakterien. Wenn wenig strukturreiches Futter gegeben wird, sinkt die Speichelproduktion und gleichzeitig die Wiederkauaktivität, da diese durch grobstrukturierte Futterbestandteile angeregt wird. Das hat zur Folge, dass der Pansen nicht mehr ausreichend durch das im Speichel vorhandene Bicarbonat gepuffert werden kann und somit der pH – Wert sinkt. Das führt zur Ansiedelung von säureresistenten

Milchsäurebakterien, während andere absterben. Milchsäurebakterien bilden aus Pyruvat Laktat, welches in weiterer Folge zu Propionat umgebaut wird, weshalb sein Anteil steigt je mehr der pH – Wert sinkt.

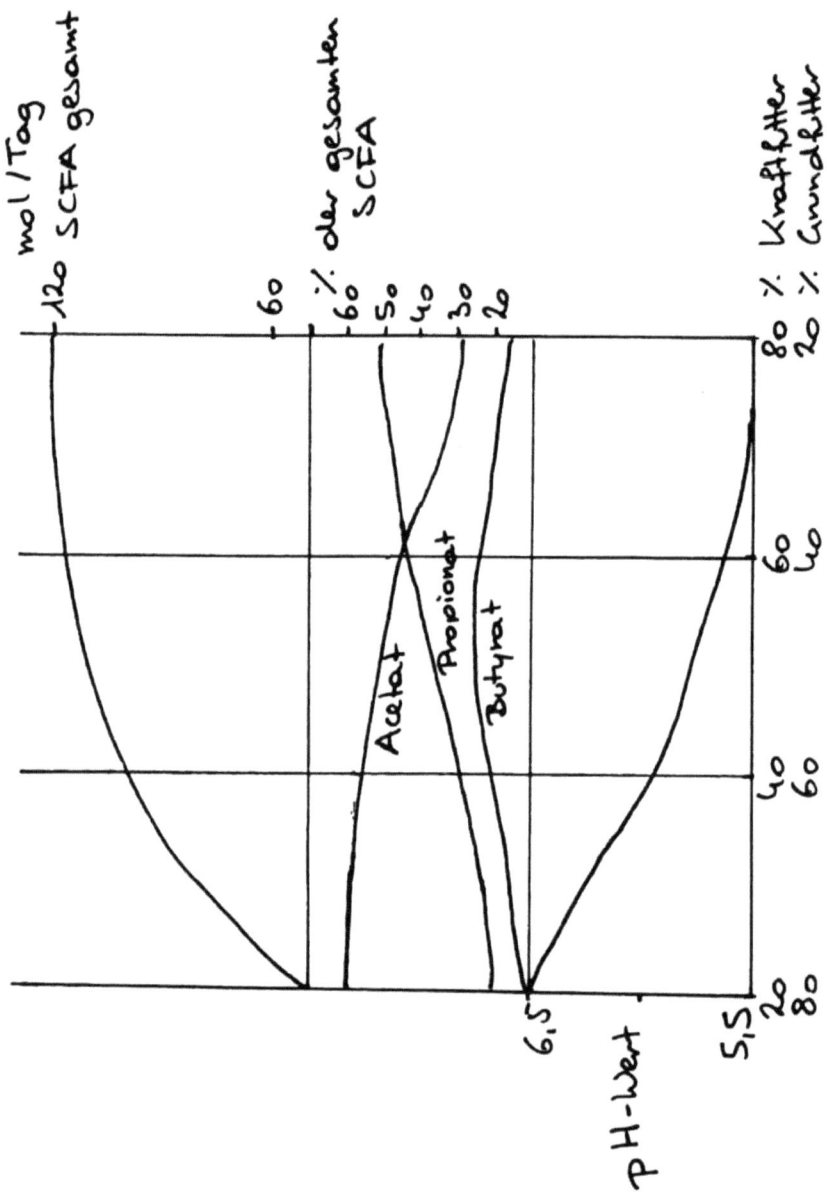

Die Konzentration der kurzkettigen Fettsäuren im Pansen schwankt je nach Art, somit auch Verweildauer und Menge des aufgenommenen Futters, jedoch auch mit der Zeit zwischen 60 und 180 mmol/l. 1 – 3 Stunden nach der Fütterung ist ihre Konzentration erhöht und fällt anschließend ab. Die Konzentration ist jedoch auch davon abhängig, wie schnell der Futterbrei in den Labmagen weitertransportiert wird und wie rasch die Resorption über die Vormagenwand abläuft. Eine Hochleistungskuh kann am Tag 125 Mol kurzkettige Fettsäuren produzieren, was einer Masse von 6 – 7 kg entspricht, ein Schaf kommt auf immerhin 2 – 3 Mol pro Tag.

Ein Teil der kurzkettigen Fettsäuren wird bereits im Vormagensystem resorbiert und gelangt so in die Blutbahn, der Rest wird mit dem Futterbrei in den Labmagen weitertransportiert.

Das während der Fermentation produzierte Gas setzt sich aus CO_2 und Methan (CH_4) zusammen, daneben kann es noch Spuren von N_2, O_2, H_2, H_2S und CO enthalten. CO_2 macht mit 40 – 70 % die Hauptmasse aus und entsteht aus der Decarboxylierung von Pyruvat und Aminosäuren und durch Spaltung von Harnstoff.

Methan dagegen entsteht aus CO_2 mit H_2 bei der Glycolyse, dem Pentose – Phosphat – Weg, der Decarboxylierung von Pyruvat und dem Abbau von Aminosäuren durch Methanobakterien. Ein Rind produziert im Schnitt etwa 560 l Methan pro Tag, welches anschließend über den Ruktus abgegeben werden muss und einen erheblichen Energieverlust darstellt.

Stickstoff und Sauerstoff sind keine Produkte des Mikrobenstoffwechsels, sondern stammen aus der Atmosphäre und wurden bei der Nahrungsaufnahme in den Pansen eingebracht.

2. Proteine und Nicht – Protein – N – haltige Verbindungen (NPN – Verbindungen)

Der Stickstoff des Futters stammt aus Proteinen und Nicht – Protein – Stickstoffhaltigen (NPN) – Verbindungen, wie Aminosäuren, Nitrat, Harnsäure und Harnstoff. Neben Stickstoff aus dem Futter gelangt es auch über die Sekretion von Mucoproteinen mit dem Speichel, Harnstoff, ebenfalls im Speichel und zusätzlich auch über die Pansenwand, und durch die Abschilferung von Epithelzellen in den Pansen. Dort werden die Proteine durch vorwiegend bakterielle Proteasen auf die Größe von Aminosäuren bis Oligopeptiden gespalten. Protozoen und Pilze können ebenfalls Proteine abbauen, ein Teil der Proteasen stammt sogar aus den aufgenommenen Pflanzen selbst, wie beispielsweise aus frischem Gras.

Mikroben können kleinere Peptide und Aminosäuren aufnehmen und entweder zu Ammoniak und Kohlensäure (H_2CO_3) abbauen, welche zu Bicarbonat (HCO_3^-) zerfällt, oder für die Synthese von mikrobiellen Proteinen verwenden. Der in die Pansenflüssigkeit abgegebene Ammoniak liegt im Pansen beinahe vollständig als Ammonium (NH_4^+) vor, da die Pansenflüssigkeit physiologischerweise einen pH – Wert von 6,25 aufweist. Nur etwa 0,1 % davon bleibt als NH_3 bestehen.

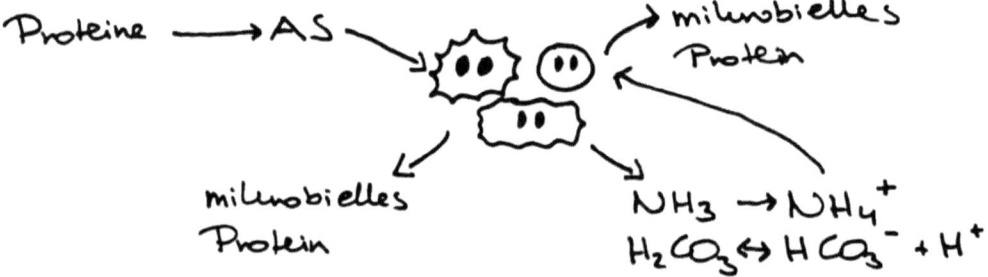

Je nach Struktur und anderen Eigenschaften wie beispielsweise der Löslichkeit können 30 – 70 % des Gesamtproteins im Pansen abgebaut werden, bei frischem Gras sogar bis zu 100 %. Allerdings können sowohl verschiedene

Pflanzeninhaltsstoffe wie Tannine oder chemische Behandlungsmethoden die Abbaubarkeit vermindern.

Nicht – Protein – Stickstoff – Verbindungen werden im Pansen zu NH_4^+, CO_2 und organischen Säuren abgebaut. Ammoniak wird auch in diesem Fall in die Pansenflüssigkeit abgegeben und liegt dort als Ammonium vor.

Mikroorganismen assimilieren Ammonium, um Proteine zu synthetisieren, sodass bis zu 95 % des mikrobiellen Proteins aus NH_4^+ hergestellt wird. Die Proteinsynthese aus NPN – Verbindungen ist für den Wiederkäuer eine der bedeutendsten Stoffwechselleistungen der Mikroben. Um die Proteine der Bakterien auch nutzen zu können, werden die Bakterien im Labmagen und Dünndarm verdaut, wodurch Peptide und Aminosäuren vom Dünndarmepithel absorbiert werden können.

Allerdings wird auch kontinuierlich NH_4^+ vom Pansenepithel resorbiert, welches über das Pfortaderblut in die Leber gelangt. Dort wird Ammoniak entgiftet, indem daraus Harnstoff synthetisiert wird. Dieser wird wieder über das Blut zu den Speicheldrüsen und zur Vormagenwand transportiert und anschließend dort in das Vormagensystem eingebracht. Wie viel Harnstoff zirkuliert wird, ist von der Konzentration im Blutplasma abhängig.

Dieser Vorgang wird als „ruminohepatischer Kreislauf" bezeichnet. Er ist vor allem bei proteinarmer Fütterung wichtig, da endogen gebildeter Ammoniak bis zu 90% rezirkuliert wird und somit von den Mikroben im Vormagensystem wiederverwertet werden kann. Durch die Ureasen der Mikrobiota wird Harnstoff wieder zu Ammoniak und CO_2 abgebaut

Bei proteinreicher Fütterung spielt der Kreislauf nur eine untergeordnete Rolle, da der Ammoniumgehalt im Pansen ohnehin schon hoch ist und somit der überschüssige Harnstoff über die Nieren ausgeschieden wird.

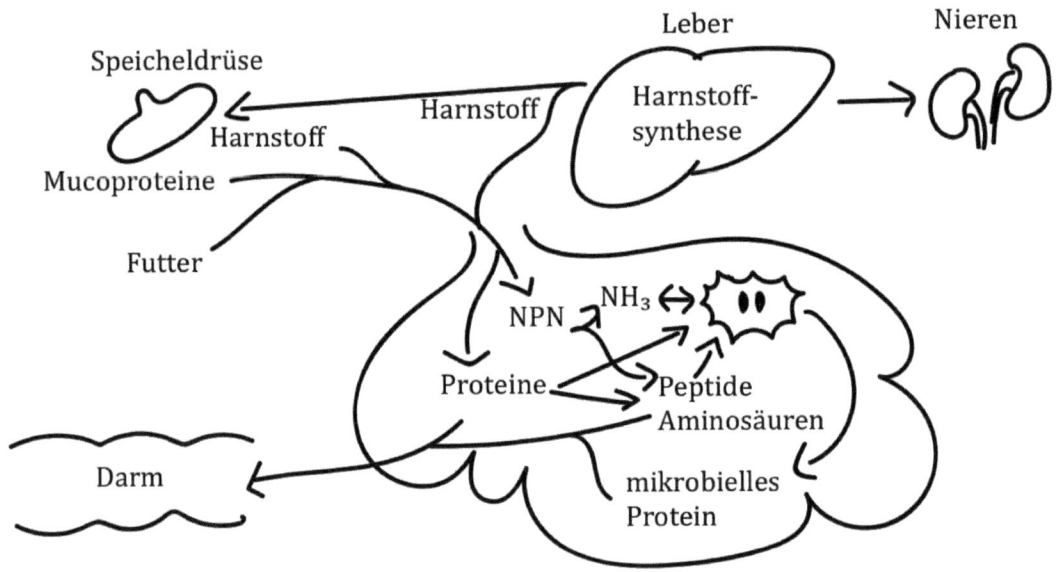

3. Fette

Fette werden im Pansen durch mikrobielle Lipasen und Phospholipasen hydrolysiert, sodass die Triacylglyceride komplett gespalten werden. Anschließend werden die ungesättigten Fettsäuren zu Stearinsäure vollständig hydriert. Glycerol kann hingegen zu kurzkettigen Fettsäuren umgewandelt werden.

Langkettige Fettsäuren werden von Mikroben aufgenommen, können aber auch von ihnen selbst aus kurzkettigen Fettsäuren synthetisiert werden, jedoch ist der Anteil der in ihnen gespeicherten um einiges größer als der von ihnen produzierte.

Ein Fettanteil über 5 % kann zur starken Reduktion des Mikrobenwachstums im Pansen führen, wobei jedoch die meisten Pflanzen einen sehr niedrigen Gehalt an Fetten haben.

4. Vitamine

In der Regel synthetisieren die Pansenmikroben die hydrophile Vitamine C und den Vitamin B – Komplex allerdings auch das lipophile Vitamin K, wodurch Mangelerscheinungen kaum vorkommen. Solange jedoch das Vormagensystem bei Jungtieren noch nicht voll entwickelt und besiedelt ist, müssen diese Vitamine im Futter vorhanden sein. Bei adulten Wiederkäuern treten bei zu schneller Futterumstellung Vitamin B_1 Mangel auf oder durch Unterversorgung mit Cobalt ein Mangel an Vitamin B_{12}.

3.3. Resorption im Vormagensystem

Die im Vormagensystem vorkommenden Ionenkonzentrationen unterscheiden sich stark von der im Blutplasma, woraus man schließen kann, dass das mehrschichtige, verhornte Epithel passiven Stoffaustausch auch bei starkem chemischen Gradienten verhindert, sodass man es als „mäßig dichtes" (moderately tight) Epithel bezeichnet. Daraus kann man schließen, dass eine Beschädigung des Epithels zu schwerwiegenden gesundheitlichen Schäden führen kann.

Der pH – Wert der Vormägen beträgt unter physiologischen Umständen 5,5 – 7,0, die Osmolarität schwankt sehr stark über den Tag und kann vor der Fütterung mit Werten um 260 – 280 mosmol/l leicht hypoton sein. Direkt nach der Fütterung steigt sie allerdings stark an und kann Werte weit über von 400 mosmol/l erreichen.

1. Natrium

Natrium befindet sich in hohen Mengen im Speichel, was einen funktionierenden Natriumtransport aus dem Lumen des Vormagensystems in das Blut und somit zu den Speicheldrüsen voraussetzt. Da jedoch sowohl die Konzentration im Blut höher ist als im Pansen als auch die Blutseite stärker positiv geladen ist, müssen die Transportvorgänge gegen 2 Gradienten, also aktiv erfolgen. Dafür gibt es 2 Mechanismen, der erste ist elektrogen und basiert darauf, dass Na^+ durch einen Kanal passiv in die Epithelzelle diffundiert und dann durch die Na^+/K^+ – ATPase basolateral hinausbefördert wird. Da durch die Na^+/K^+ – ATPase im Austausch gegen 3 Na^+ nur 2 K^+ in die Zelle gelangen, wird positive Ladung aus der Zelle transportiert und somit wird der Einstrom durch die Na^+ - Kanäle nicht nur durch die konstant gering gehaltene Na^+ - Konzentration, also dem chemischen Gradienten, sondern auch durch den elektrischen Gradienten angetrieben.

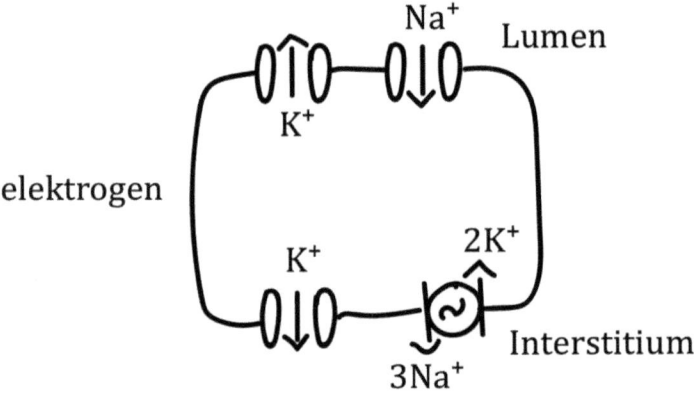

Der zweite Mechanismus ist elektroneutral. Natrium wird durch einen Na^+/H^+ – Austauscher in die Zelle transportiert, um ebenfalls durch Na^+/K^+ – ATPasen basolateral abgegeben zu werden. Die dafür benötigten Protonen stammen größtenteils aus dem Zerfall von H_2CO_3 zu H^+ und HCO_3^-, wodurch für diesen Transport die Aktivität der Carboanhydrase notwendig ist. Das aus dieser Reaktion ebenfalls bereitgestellte Bicarbonat wird für den Transport von Chlorid durch einen Austauscher verwendet, wodurch die Absorption von Na^+ und Cl^- zusammenhängen.

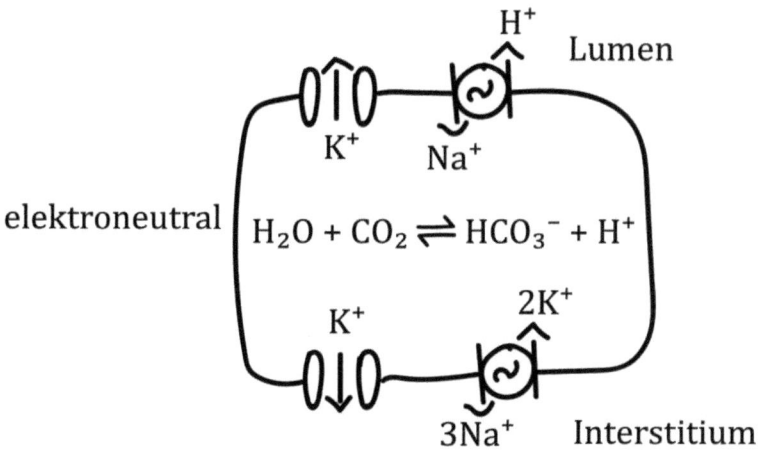

Eine weitere Quelle für H+ stellen kurzkettige Fettsäuren dar. Diese werden undissoziiert aufgenommen und dissoziieren intrazellulär, wodurch H+ bereitsteht für den Austauscher.

Der Sinn von 2 verschiedenen Transportsystemen ergibt sich daraus, dass der elektrogene vorwiegend bei niedrigen Na+ - Konzentrationen im Pansen arbeitet und der elektroneutrale bei höheren. Dadurch kann Natrium bei nahezu allen Konzentrationen effektiv absorbiert werden. Der elektrogene Transport hat 2 Antriebssysteme: den chemischen und den elektrischen Gradienten, während für den elektroneutralen nur der chemische genützt werden kann.

Es existiert neben den bereits genannten noch ein dritter Transportweg, der Glucose – Na+ – Symport über den Transporter SGLT 1. Dieser spielt jedoch eine weniger wichtige Rolle, da nur sehr wenig Glucose im Pansen vorhanden ist.

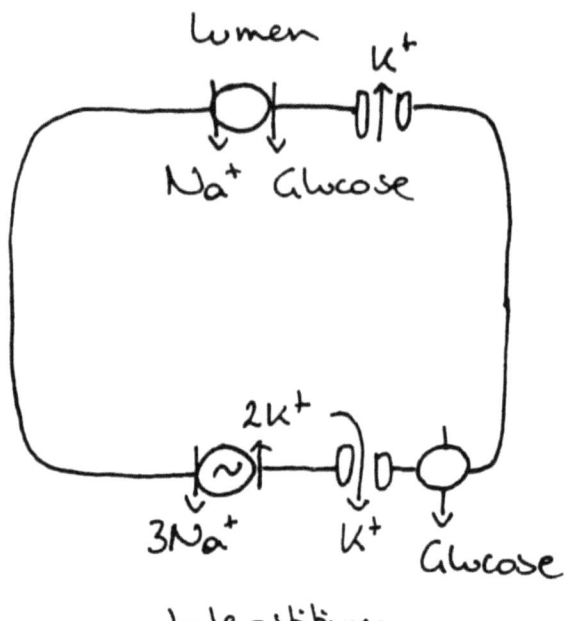

2. Chlor

Die Absorption von Chlorid aus dem Lumen funktioniert durch einen HCO_3^-/Cl^- – Austauscher und ist deshalb ebenfalls von der Aktivität der Carboanhydrase und dem Zerfall von H_2CO_3 zu H^+ und HCO_3^- abhängig. Über die Abgabe von Cl^- auf der basolateralen Seite in das Blut ist nichts bekannt.

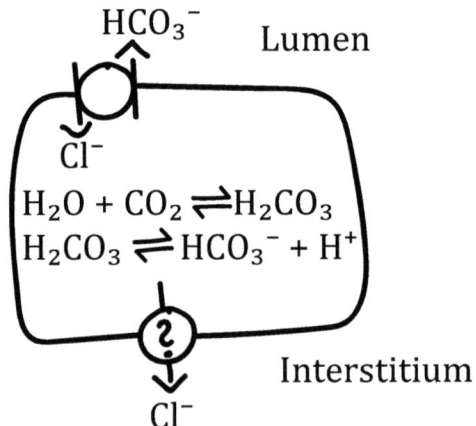

3. Kalium

Der Transport von Kalium in den Vormägen ist noch nicht vollständig geklärt, allerdings nimmt man an, dass Kalium passiv, vermutlich transzellulär über Kaliumkanäle, entlang des chemischen und elektrischen Gradienten entweder in das Lumen des Vormagensystems oder auf die basolaterale Seite ins Blut diffundiert. Durch die Aktivität der Na$^+$/K$^+$ - ATPase wird ständig K$^+$ in die Zelle befördert, welches meist durch den basalen Kanal wieder auf die interstitielle Seite gelangt.

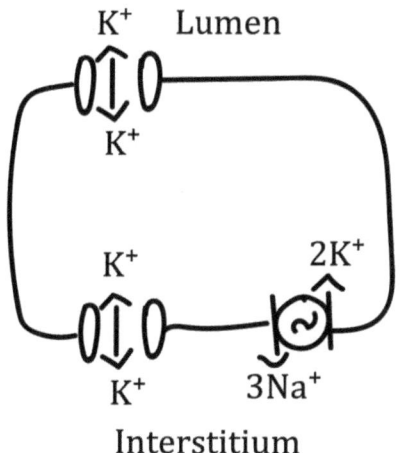

4. Magnesium

Die Magnesiumresorption im Pansen ist von großer Bedeutung für Wiederkäuer, da sie fast ausschließlich in den Vormägen Mg^{2+} aktiv aufnehmen können. Dadurch ist Hypomagnesiämie vorwiegend durch mangelhafte Absorption oder – seltener Magnesiummangel im Futter und dadurch im Pansen begründet. Hypomagnesiämie kann zur Weidetetanie führen, einer typischen Wiederkäuererkrankung, bei der sich die Muskulatur verkrampft, da zu wenig Magnesium vorhanden ist, um bei der Erschlaffung des Muskels mitzuwirken.

Für den Transport von Magnesium gibt es – ähnlich wie bei Natrium – einen potentialabhängigen und einen potentialunabhängigen Mechanismus. Der potentialabhängige Transport erfolgt durch passive Diffusion mithilfe eines Mg^{2+} – Kanals. Getrieben wird dieser Vorgang nicht nur durch den chemischen Gradienten, sondern auch durch die Potentialdifferenz. Somit ist der Magnesiumtransport maßgeblich von funktionierenden K^+ – Kanälen abhängig, die für die Erhaltung des Gleichgewichtspotentials zuständig sind.

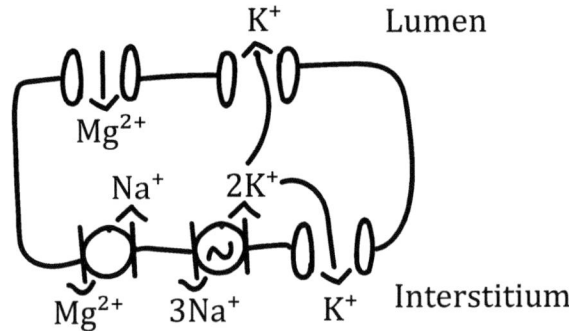

Der potentialunabhängige Transport ist noch nicht vollständig erforscht, es wird jedoch angenommen, dass Mg^{2+} gemeinsam mit Anionen, vermutlich Cl^-, in die Epithelzelle gelangt und durch einen Na^+/Mg^{2+} – Austauscher an der basolateralen Membran wieder aus der Zelle geschleust wird. Das so aufgenommene Na^+ wird durch die Na^+/K^+ – ATPase ebenfalls aus der Zelle entfernt.

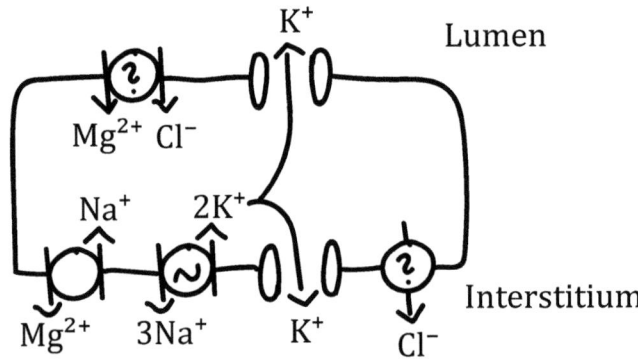

Wie auch schon bei Natrium hat die Existenz von 2 verschiedenen Transportmechanismen den Sinn, Magnesium möglichst effektiv zu resorbieren. Da die Absorption nur im Vormagensystem möglich ist, ist es folglich noch wichtiger eine effiziente Strategie zu entwickeln als bei Natrium. Mit dem potentialabhängigen Transport kann Mg^{2+} auch gegen einen geringen chemischen Gradienten aufgenommen werden, also auch dann, wenn in der Pansenflüssigkeit eine geringere Konzentration herrscht als im Blut. Der potentialunabhängige Transport läuft unabhängig von der K^+ - Konzentration im Pansen ab.

5. Calcium

Calcium wird resorbiert, allerdings steht der Transportvorgang noch nicht fest. Es wird angenommen, dass die Resorption durch das Hormon Calcitriol gefördert wird und dass hierfür $Ca^{2+}/2H^+$ - Austauscher in der luminalen und entweder Ca^{2+}/Na^+ - Austauscher oder Ca^{2+} - ATPasen für den Transport durch die basale Membran auf die Blutseite zur Verfügung stehen. Die durch den Exchanger in die Zelle transportierten Na^+ - Ionen werden anschließend von der Na^+/K^+ - ATPase im Austausch gegen Kalium wieder aus der Zelle transportiert und K^+ kann durch einen seiner Transporter entweder ins Lumen oder ins Interstitium abgegeben werden.

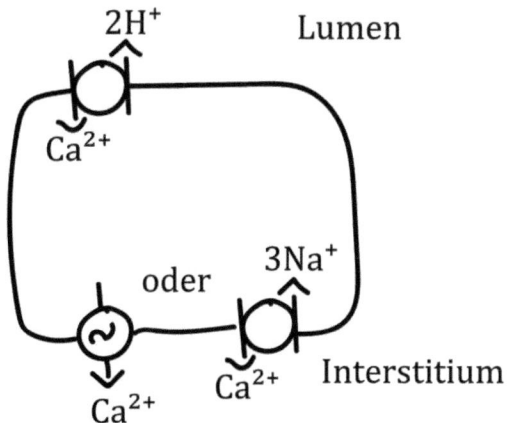

6. Phosphat

Die Phosphatkonzentration in der Pansenflüssigkeit ist durch den hohen Gehalt im Speichel sehr hoch. Dadurch ist ein starker chemischer Gradient zum Plasma vorhanden, welcher, gemeinsam mit der transepithelialen Potentialdifferenz mit positiver Blutseite gegenüber dem Pansenlumen, dazu beiträgt, dass die Absorption vermutlich parazellulär erfolgt.

7. Kurzkettige Fettsäuren (SCFA)

Durch den mikrobiellen Stoffwechsel entstehen große Mengen an kurzkettigen Fettsäuren, welche nach ihrer Abgabe in die Pansenflüssigkeit dissoziieren und somit massenhaft H^+ freisetzen. Pro Tag entstehen so in einer Hochleistungskuh bis zu 7 kg SCFAs. Das hat eine hohe Konzentration der kurzkettigen Fettsäuren zur Folge, was durch die Dissoziation zum Absinken des pH – Wertes führen und des Weiteren einen erheblichen osmotischen Gradienten aufbauen würde. Deshalb werden SCFA sehr effektiv passiv resorbiert, wobei vor allem der hohe chemische Gradient als treibende Kraft dient. Es gibt 2 Mechanismen, die höchst wahrscheinlich parallel ablaufen:

1. dissoziierte SCFA werden durch einen Anionentausch mit HCO_3^- aufgenommen, wodurch HCO_3^- auch gleich den pH – Wert im Pansen abpuffern kann
2. undissoziierte SCFA diffundieren durch ihre Lipidlöslichkeit leicht in die Zellen

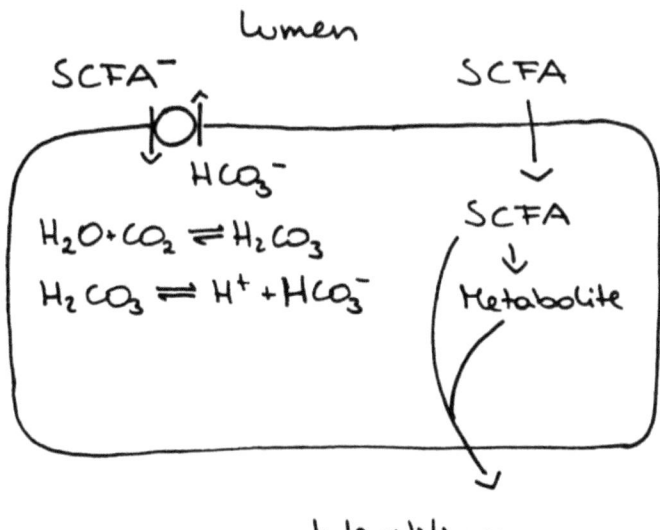

Der größte Teil der SCFA wird in der dissoziierten Form in die Epithelzellen aufgenommen, da bei physiologischen pH – Werten im Pansen nur ungefähr 1 % der kurzkettigen Fettsäuren undissoziiert vorliegen. Wenn jedoch sehr schnell SCFA produziert werden, steigt die Menge der undissoziierten kurzkettigen Fettsäuren. Die Transportprozesse werden effektiver, wenn sich der pH – Wert weiter in den sauren Bereich absenkt, was nicht nur auf die Zunahme der undissoziierten kurzkettigen Fettsäuren, sondern auch auf den effektiveren Transport des Anionentauschers zurückzuführen ist. Die Ursache dafür könnte der verringerte Bicarbonatgehalt der Pansenflüssigkeit sein, wodurch die chemische Triebkraft verstärkt werden würde. Auf jeden Fall hat der Anionentauscher 2 Vorteile für die Konstanthaltung des pH – Wertes: erstens werden kurzkettige Fettsäuren aus dem Lumen geholt, wodurch weniger Säuren vorhanden sind und effektiver gepuffert werden kann und zweitens wird zusätzlicher Puffer hinzugefügt.

Die aufgenommenen undissoziierten SCFA dissoziieren in der Zelle sofort, aufgrund des neutralen intrazellulären pH – Wertes. Die dabei anfallenden Protonen werden mithilfe des Na^+/H^+ - Austauschers aus der Zelle transportiert.

Ein erheblicher Anteil der aufgenommenen kurzkettigen Fettsäuren wird bereits in den Epithelzellen metabolisiert und wird daher nicht in die Blutbahn abgegeben. Butyrat wird zu Acetoacetat und β - Hydroxybutyrat abgebaut, Propionat zu Laktat, Acetat wird nur in geringem Ausmaß abgebaut. Alle SCFAs können jedoch zu CO_2 metabolisiert werden und somit der Zelle Energie bereitstellen, wodurch andere Transportmechanismen (zB: Na^+, Mg^{2+}, Ca^{2+}) ablaufen können. Durch die Metabolisierung bleibt auch die Konzentration der Fettsäuren in den Zellen niedrig, wodurch der Gradient für die passiven Transportmechanismen aufrechterhalten werden. Der Teil der kurzkettigen Fettsäuren, der nicht metabolisiert wird, wird ins Blut abgegeben, jedoch liegen über die Transportprozesse noch keine wissenschaftlichen Ergebnisse vor. Man weiß jedoch, dass zumindest die Metabolite, wie beispielsweise Acetoacetat und Lactat, mit einem Protonencotransporter ins Interstitium geschleust werden können.

8. Aminosäuren und Peptide
Durch den Abbau von Proteinen fallen auch Aminosäuren und Peptide an, allerdings ist die Konzentration so gering, dass die Resorption unbedeutend ist.

9. Ammoniak
Ammoniak ist zwar ein Endprodukt des mikrobiellen Stoffwechsels, allerdings kann es auch für die Synthese von mikrobiellen Proteinen verwendet werden und ist somit eher als Zwischenprodukt anzusehen. Durch diesen kleinen Kreislauf wird

die Konzentration nicht nur von der Abbaurate stickstoffhaltiger Verbindungen und der Resorption, sondern auch von der Wiederverwertungsrate der Bakterien bestimmt.

Bei physiologischen pH - Werten liegt mehr als 99% des Ammoniaks als Ammonium vor. Ammoniak kann durch seine Lipidlöslichkeit und die niedrige Blutkonzentration leicht entlang des Gradienten durch das Epithel diffundieren. Dieser Mechanismus ist allerdings vor allem bei sehr hohen Ammoniakkonzentrationen und gleichzeitig hohen intraruminalen pH - Werten von Bedeutung. Wegen der hohen Toxizität von Ammoniak müssen die niedrigen Blutkonzentrationen unbedingt aufrechterhalten werden. Wenn dadurch die Entgiftungskapazität der Leber überschritten wird, kommt es zu einer Ammoniakintoxikation. Dies führt vor allem zu Desorientiertheit und cerebralen Krämpfen.

Ammonium ist hingegen aufgrund seiner Ladung weit weniger lipidlöslich, wird aber vermutlich über Kanäle in die Pansenepithelzellen aufgenommen.

10. Harnstoff

Harnstoff diffundiert vom Blut passiv in den Pansen oder gelangt als Inhaltsstoff des Speichels dorthin, wird sofort durch die mikrobielle Urease in CO_2 und 2 NH_4^+ gespalten und steht somit wieder für die mikrobielle Proteinsynthese zur Verfügung. Da diese Proteine nach Verdauung der Mikroben selbst für den Wiederkäuer und dessen Proteinstoffwechsel zugänglich sind, stellt Harnstoff, das eigentliche Endprodukt des Stickstoffstoffwechsels der Säugetiere, hier eine recyclebare N - Quelle dar. Dieser Vorgang wird als der ruminohepatische Kreislauf bezeichnet.

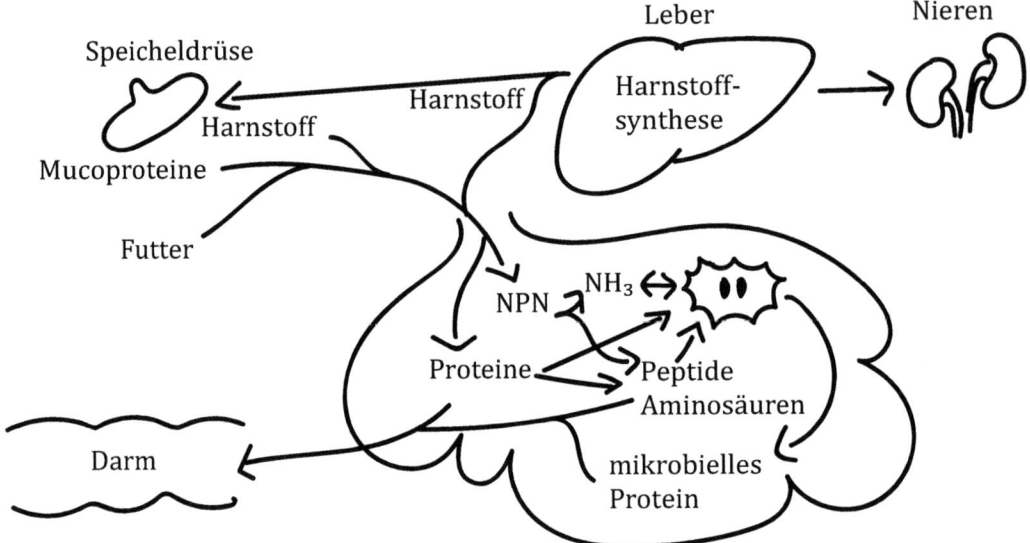

Der Gradient für den Übertritt aus dem Blut in den Pansen wird durch die sofortige Spaltung des Harnstoffs aufrechterhalten, allerdings hemmt eine zu hohe Ammoniumkonzentration im Pansen die Diffusion durch das Epithel. Der Mechanismus hierfür ist noch unbekannt, er hat jedoch zur Folge, dass die Transportrate je nach Futteraufnahme erheblichen Schwankungen unterworfen ist. Bei proteinarmer Fütterung gelangt über 90% des im gesamten Körper gebildeten Harnstoffs in das Vormagensystem und wird dort recycelt, während die restlichen 10 % über den Harn ausgeschieden werden. Bei proteinreicher Fütterung ist jedoch genügend NH_4^+ vorhanden und somit wird der Großteil des Harnstoffs durch die Niere ausgeschieden.

Da mit der Resorption von Ammoniak/Ammonium und der Diffusion von Harnstoff Stickstoff in 2 verschiedene Richtungen transportiert wird, ist die Bilanz von Bedeutung. Bei proteinarmer Diät überwiegt die Diffusion von Harnstoff, bei proteinreicher Fütterung, wie sie häufig bei Hochleistungskühen vorkommt, ist jedoch bereits so viel Ammoniak im Pansen, dass die Diffusion von Harnstoff behindert wird. Aus diesem Grund überwiegt die Resorption von Ammoniak in Form von Ammonium. Dieses muss anschließend in der Leber zu Harnstoff entgiftet werden, bevor es von der Niere ausgeschieden werden kann. Dieser Zustand stellt eine vermehrte Belastung der Leber dar und ist aufgrund dessen nicht anzustreben.

11. Wasser

Wasser wird vermutlich je nach Osmolarität entweder sezerniert oder resorbiert, die Mechanismen sind allerdings noch unbekannt. Kurz vor der Fütterung kann der Pansen leicht hypoton sein, die Menge osmotisch aktiver Substanzen steigt jedoch mit der Futteraufnahme und der dabei einsetzenden vermehrten Fermentation erheblich an, sodass bereits über 400 mosmol/l gemessen werden konnten.

Bei hypotonem Panseninhalt wird Wasser resorbiert, bei hypertonem Inhalt sezerniert. Normalerweise würde immer eine gewisse Wasserresorption stattfinden, durch die Fütterungssituation wird bei Hochleistungskühen jedoch oft Wasser in den Pansen sezerniert, wodurch auch vermehrt der Inhalt des Reticulorumens in den Blättermagen abgespült wird.

Alle bisherigen Vorgänge bezieht sich auf die Mechanismen im Reticulorumen, da der Blättermagen derzeit noch unzureichend untersucht ist. Man weiß, dass im Psalter Wasser, Natrium, Kalium, kurzkettige Fettsäuren und HCO_3^- resorbiert werden und außerdem eine Sekretion von Cl^- stattfindet. Vermutlich findet der Transport durch einen Cl^-/HCO_3^- - Austauscher in den Epithelzellen statt und ist sehr wichtig für das Funktionieren des Labmagens. HCO_3^- würde wegen des niedrigen pH – Werts von 2 – 3 zu CO_2 und Wasser dissoziieren und es wären große Mengen an HCl nötig, um die Pufferkapazität des Bicarbonat zu überschreiten.

3.4. pH – Regulation im Pansen

Im Pansen gibt es 2 wichtige intraruminale Puffersysteme: den Bicarbonat – Puffer und den Fettsäurepuffer. Bicarbonat gelangt über den Speichel bzw. über diverse Transportprozesse des Pansenepithels in die Pansenflüssigkeit und kann dort Protonen abfangen. Durch diese Reaktion entsteht Kohlensäure, welche zu CO_2 und Wasser zerfällt. Wasser kann resorbiert werden, ist jedoch im allgemeinen für das System kein Problem, Kohlendioxid wird vorwiegend über den Ruktus abgegeben, kann aber auch vom Epithel resorbiert werden, da es leicht durch die Zellmembran diffundieren kann.

$$HCO_3^- + H^+ \Leftrightarrow H_2CO_3 \Leftrightarrow CO_2 + H_2O$$

Kurzkettige Fettsäuren entstehen durch die Fermentation von Kohlenhydraten durch Mikrobiota und dissoziieren bei physiologischem pH – Wert. Die abgegebenen Protonen werden durch das Bicarbonat aufgenommen und die negativ geladenen kurzkettigen Fettsäuren, genauso wie ein geringer Anteil der undissoziierten, werden vom Pansenepithel aufgenommen.

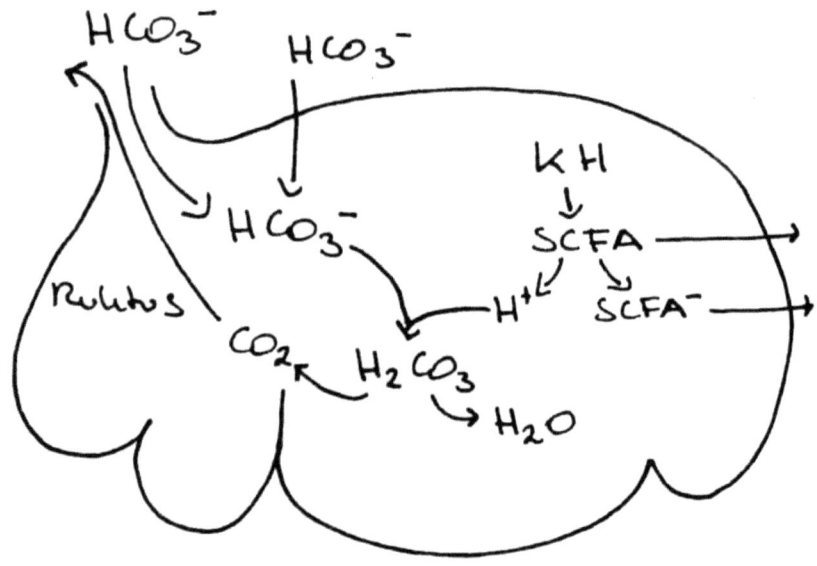

4. Verdauung im einhöhligen Magen

Beim Wiederkäuer entspricht der Labmagen dem Magen der Monogastrier.

Der Magen ist ein Nahrungsspeicher, dessen Wandspannung sich dem Füllungszustand anpasst, der den Futterbrei auffängt, mit Magensaft vermischt und dann reguliert an das Duodenum abgibt, wobei die Nährstoffdichte der Nahrung die Geschwindigkeit vorgibt. Das hat den Grund, dass der Dünndarm genügend Zeit hat die Nahrung gut zu verdauen und die Inhaltsstoffe aufzunehmen. Daneben erfüllt der Magen – wenn auch nur bedingt – Verdauungsfunktion, indem er vor allem Proteine und Fette vorverdaut. Des Weiteren werden Bakterien durch den sauren pH abgetötet. Um sich selbst vor Autodigestion zu schützen, sezerniert der Magen auch Schleim.

Im Magen kann man verschiedene Drüsenzonen voneinander unterscheiden, die außer beim Schwein sehr schmale Cardiadrüsenzone, die Fundusdrüsenzone und die Pylorusdrüsenzone. Bei Schwein und Pferd gibt es auch ein drüsenloses Areal bei der Cardia, welches mit kutaner Schleimhaut ausgekleidet ist.

4.1. Fundusdrüsen

Die Fundusdrüsen bestehen aus Nebenzellen, Belegzellen und Hauptzellen, welche sich in jeder Fovea gleich verteilen. Nebenzellen befinden sich nahe des Ausgangs der Drüsen in den Magen, in die Tiefe folgen die Belegzellen und am Fundus liegen die Hauptzellen. Die Nebenzellen sezernieren Schleim, die Belegzellen HCl und die Hauptzellen Enzyme, vor allem Pepsinogen. Hunde produzieren zwischen 200 und 500 ml Magensaft pro Tag, Schweine zwischen 2 und 3 l und Pferde 6 bis 8 l.

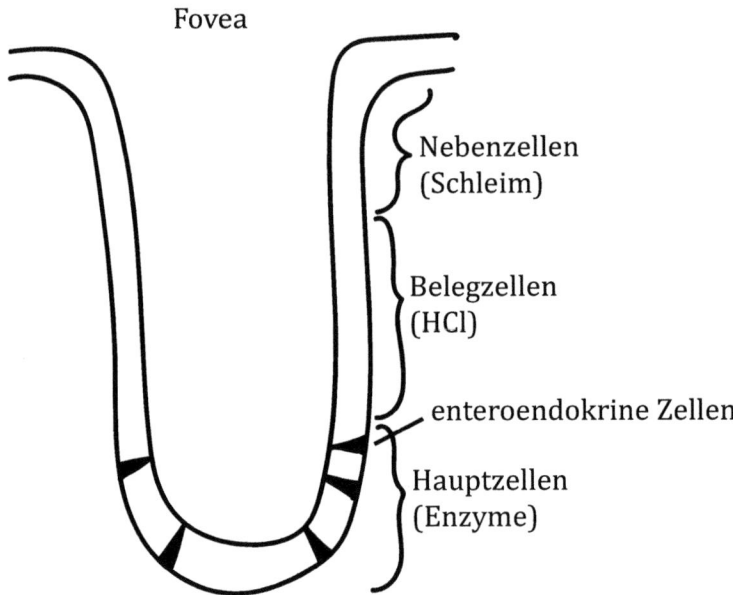

Eine weitere Zellart befindet sich verteilt zwischen den Hauptzellen im Fundus der Drüsen. Es handelt sich dabei um die früher als enterochromaffine Zellen bezeichneten enteroendokrinen Zellen, welche Hormone und Polypeptide sezerniert.

1. Hauptzellen

In den Hauptzellen wird an den Ribosomen die inaktive Pepsinvorstufe Pepsinogen produziert, welches anschließend im Golgi – Apparat verpackt und durch das Cytoskelett zur apikalen Membranseite gebracht wird. Dort wird es durch Exocytose ausgeschleust. Um der Oberflächenvergrößerung zu entgehen, die unweigerlich durch ständige Exocytosen stattfinden würde, werden durch das Cytoskelett auch ständig leere Vesikel zum Golgi – Apparat zurücktransportiert.

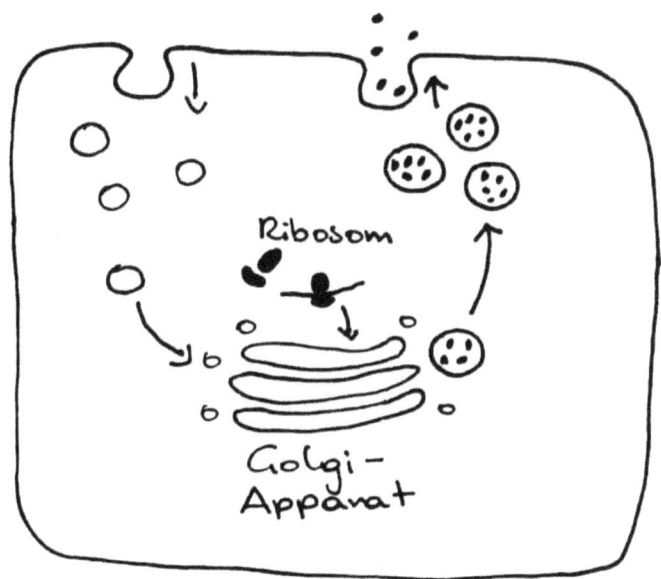

Im Drüsenlumen wird durch den niedrigen pH – Wert Pepsinogen aktiviert. Es spalten sich Peptidketten ab, wodurch es zur enzymatisch aktiven Endopeptidase Pepsin wird.

Bei Milchkälbern und – lämmern, eingeschränkt auch postnatal bei den anderen Haussäugern, wird anstelle von Pepsinogen Prochymosin sezerniert, welches dann ebenfalls durch den sauren pH – Wert im Magen zu Chymosin (Labferment) gespalten wird.

Bei Monogastrieren sezernieren die Hauptzellen zum Teil auch das Enzym gastrale Lipase, wohingegen bei Wiederkäuern Lysozym ausgeschüttet wird, ein Enzym, das die bakterielle Zellwand angreift, wodurch Pansenbakterien verdaut werden können.

2. Belegzellen (= Parietalzellen)

Belegzellen haben in der lumenseitigen Membran H⁺/K⁺ - ATPasen, die Protonen aktiv gegen einen 10^6 – fachen Konzentrationsgradienten ins Drüsenlumen befördern und dafür Kalium in die Zelle aufnehmen. Es befinden sich außerdem Kanäle für K⁺ und Cl⁻ auf derselben Seite der Zellmembran, durch die beide Ionen passiv aus der Zelle strömen können. Dadurch ergibt sich für Kalium ein Kreislauf, Chlor muss jedoch erst durch einen Cl⁻/HCO$_3^-$ - Austauscher auf der Basalseite aufgenommen werden. Das Bicarbonat wird von der Belegzelle selbst aus Wasser und Kohlendioxid aus dem zelleigenen Stoffwechsel mit Hilfe der Carboanhydrase gebildet:

$$CO_2 + H_2O \leftrightarrow H_2CO_3 \leftrightarrow HCO_3^- + H^+$$

Wenn die Zelle zu viel H⁺ produziert, schleust sie die überschüssigen Protonen mittels Na⁺/H⁺ - Austauscher auf der Blutseite hinaus. Das hierdurch aufgenommene Natrium wird durch eine Na⁺/K⁺ - ATPase wieder aus der Zelle transportiert, das nun intrazelluläre Kalium kann durch einen K⁺ - Kanal wieder hinaus, wodurch der Gradient für diese beiden Ionen aufrechterhalten bleibt.

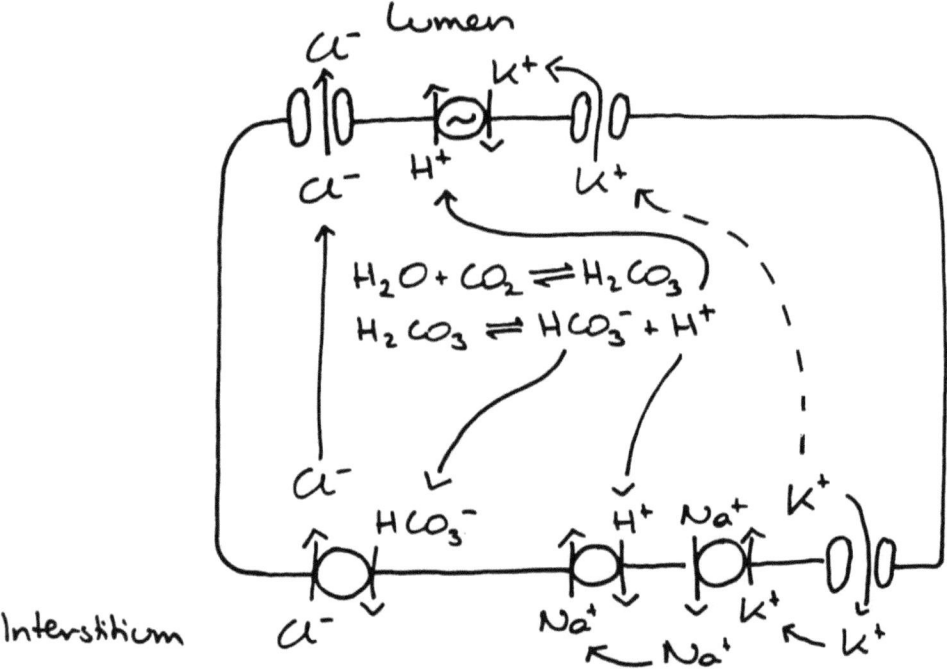

Darüber hinaus sezernieren die Belegzellen auch den Intrinsic Factor, welcher mit Vitamin B_{12} einen Komplex bildet, welcher anschließend im Ileum aufgenommen werden kann.

4.2. Nebenzellen des Fundus, Cardia – und Pylorusdrüsen

Die Zellen der Cardia – und Pylorusdrüsen und die Nebenzellen des Fundus sind annähernd gleich und produzieren Schleim, der durch Exocytose an die luminale Oberfläche gelangt. Dadurch ist die gesamte Magenschleimhaut von einer vor Salzsäure schützenden, bis zu 1 mm dicken Schleimschicht überzogen. Der Schleim besteht größtenteils aus Glykoproteinen, sogenannten Mucinen.

Weiters wird von den Zellen durch einen Cl^-/HCO_3^- - Austauscher HCO_3^- sezerniert, das zwischen der Epitheloberfläche und der Schleimschicht die Säure abpuffert, wodurch in diesem Bereich neutrale Verhältnisse herrschen.

4.3. Enteroendokrine Zellen

Enteroendokrine Zellen wurden früher aufgrund ihrer Anfärbbarkeit als enterochromaffine Zellen bezeichnet und befinden sich im Fundus der Drüsen. Dort liegen sie zwischen den Hauptzellen, reichen aber meist nicht bis ins Lumen. Ihre Aufgabe ist die Sekretion von Hormonen und Polypeptiden, wie Gastrin, Histamin, VIP und Somatostatin. Diese geben sie in die Lamina propria ab und wirken somit parakrin auf die Verdauungsvorgänge oder in die Blutbahn, wie es beispielsweise bei Gastrin der Fall ist.

4.4. Regulation der HCl - Sekretion

Die Regulation der HCl – Sekretion der Belegzellen erfolgt nerval durch Acetylcholin, hormonell durch Gastrin und parakrin über Histamin.

Belegzellen werden parasympathisch durch den N. vagus innerviert, der bei Futteraufnahme Acetylcholin ausschüttet und somit über M_3 – Rezeptoren und die Second Messenger DAG (Diacylglycerol) und IP_3 (Inositoltriphosphat) die Sekretion von HCl stimuliert. Außerdem aktiviert er durch den Transmitter Gastrin Releasing Peptide (GRP) G – Zellen, endokrine Zellen in den Pylorusdrüsen, die daraufhin das Hormon Gastrin in die Blutbahn ausschütten. Die Ausschüttung wird allerdings auch durch die Anwesenheit von Futter im Magen stimuliert, insbesondere von Aminosäuren und Peptide, welche bereits bei der Vorverdauung anfallen.

Belegzellen haben entsprechende Gastrin – Rezeptoren in ihrer Zellwand, die über dieselben Second Messenger die HCl – Sekretion anregen. In der Nähe von G – Zellen befinden sich sogenannte D – Zellen, die bei Erniedrigung des pH – Werts im Magen Somatostatin ausschütten. Dadurch werden die umliegenden G – Zellen parakrin gehemmt, wodurch indirekt die Belegzellen nicht mehr stimuliert werden. Diese Regulation stellt daher eine negative Rückkoppelung dar.

Ein weiterer Regulationsmechanismus schließt histaminproduzierende Zellen in der Umgebung von Belegzellen ein, die aussehen wie enterochromaffine Zellen und deshalb ECL – Zellen (enterochromaffin – like cells) genannt werden. ECL – Zellen werden durch Gastrin und auch parasympathisch durch Acetylcholin aktiviert und sezernieren Histamin in die Umgebung. An den Belegzellen dockt Histamin an H_2 – Rezeptoren an und stimuliert über cAMP als Second Messenger die HCl – Sekretion.

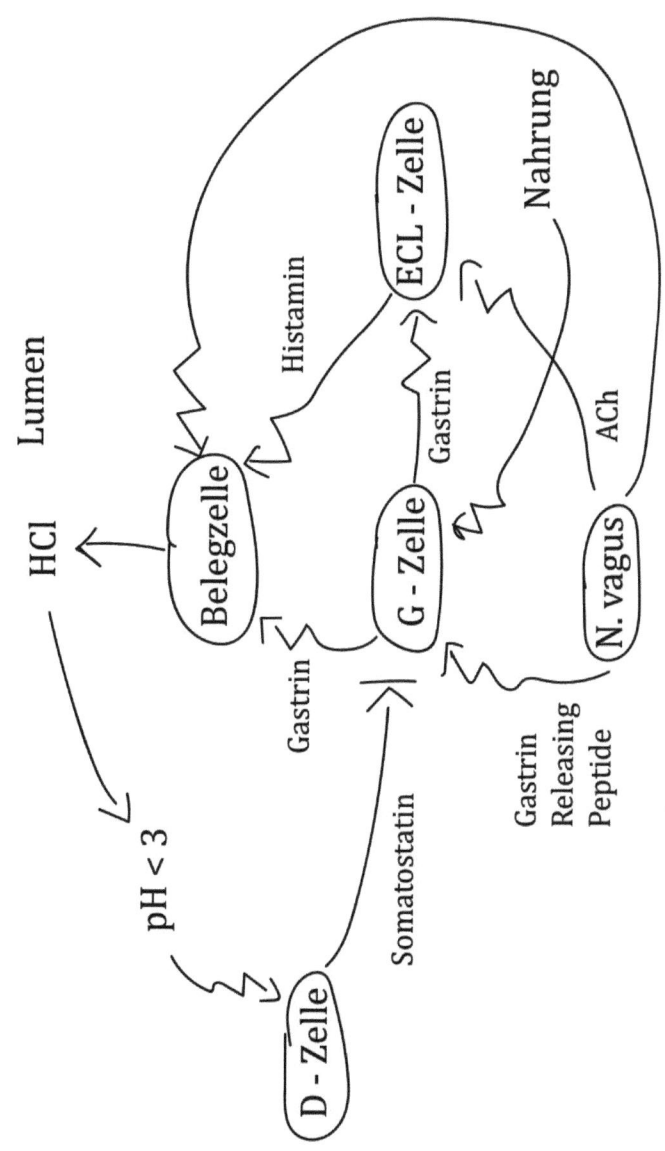

4.5. Regulation der Enzymsekretion

Die Enzymsekretion der Hauptzellen wird nerval und hormonal gesteuert, nerval durch Acetylcholin aus parasympathischen Neuronen sowie durch Noradrenalin aus sympathischen. Acetylcholin erhöht über den Second Messenger IP$_3$ die Ca^{2+} - Konzentration und fördert die Enzymsekretion, genauso wie Noradrenalin über die Erhöhung von cAMP – Konzentration.

Durch endokrine Zellen im proximalen Duodenum wird Cholecystokinin (CCK) und Sekretin ausgeschüttet. Beide Hormone fördern ebenfalls die Enzymsekretion. Cholecystokinin wird als Reaktion auf die Anwesenheit von Aminosäuren und Fetten sezerniert, Sekretin als Antwort auf zu niedrigen pH – Wert.

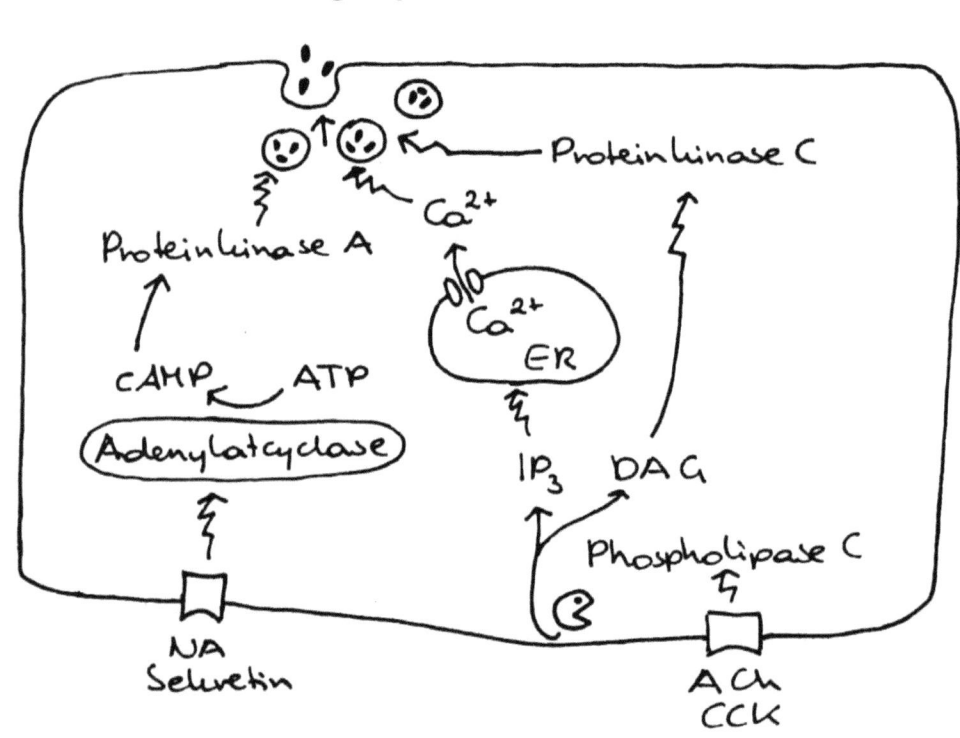

4.6. Regulation der Schleim – und Bicarbonat – Sekretion

Die Schleim – und HCO_3^- - Sekretion wird durch niedrigen pH – Wert im Magen ausgelöst. Dadurch wird über einen Reflex Acetylcholin von parasympathischen Nerven in der Magenwand ausgeschüttet bzw. Prostaglandin E gebildet. Acetylcholin wirkt über die Second messenger IP_3 und DAG, während PGE die Bildung von cAMP stimuliert, nachdem es an EP_3 – Rezeptoren angedockt ist.

PGE wird aus der Arachidonsäure gebildet, welche durch die Phospholipase A_2 aus Phospholipiden entsteht. Da die Phospholipase von nichtsteroidalen Antiphlogistika (Entzündungshemmer, wie beispielsweise Aspirin) gehemmt wird, ist auch die Schleimproduktion herabgesetzt, wodurch, wenn die Schleimschicht stellenweise zu dünn oder nicht mehr vorhanden ist, die Magensäure die Magenwand angreifen kann. Die daraus hervorgehende Schädigung wird als Ulcus oder Geschwür bezeichnet.

Den gleichen Effekt haben auch Glucocorticoide, also Stresshormone, in hohen Konzentrationen, weshalb Magengeschwüre auch typische „Managerkrankheiten" sind.

4.7. Regulation durch Futteraufnahme

Da Salzsäure und Enzyme bereits ausgeschüttet werden, bevor Futter in den Magen gelangt, existiert neben der reflektorischen Sekretion durch Dehnung des Magens, Aminosäuren und Peptide auch eine sogenannte cephale Phase der Sekretion. Während dieser Phase wird durch den Geruch, den Geschmack, das Sichten und schließlich auch das Kauen von Futter über vagale Efferenzen die Gastrinsekretion stimuliert. Daneben werden die Hauptzellen und Belegzellen auch direkt vom N. vagus aktiviert.

4.8. Funktion der Sekrete

1. Salzsäure

Durch den niedrigen pH – Wert führt die Salzsäure zur Abtötung der auf der Nahrung befindlichen Mikroorganismen. Des Weiteren aktiviert sie Pepsinogen zu Pepsin und Prochymosin zu Chymosin.

2. Pepsin:

Pepsin ist eine Endopeptidase, spaltet also Proteine – allerdings nicht den Schleim im Magen.

3. Chymosin

Chymosin ist durch die Spaltung des Milchproteins Casein für die Labgerinnung im Magen verantwortlich.

4. Lysozym

Lysozym wird im Labmagen von Wiederkäuern sezerniert und hilft Pansenbakterien zu verdauen indem es ihre Zellwand angreift.

5. Gastrale Lipase

Die gastrale Lipase kommt beim Monogastrier vor und spaltet Triacylglyceride und hydrolysiert Fettsäuren.

6. Schleim

Die Schleimschicht auf dem Magenepithel schützt nicht nur vor dem sauren pH, sondern auch vor mechanischen Verletzungen aufgrund von Futterbestandteilen.

4.9. Mikroorganismen im Magen

Bei Schweinen und Pferden ist die mikrobielle Besiedelung der proximalen Magenhälfte vor allem kurz nach der Fütterung nachweisbar, da der pH in diesem Bereich und zu diesem Zeitpunkt mit 4 – 6 relativ hoch ist. Aus diesem Grund können mit der Nahrung aufgenommene Mikroorganismen in diesem Bereich überleben und bauen Kohlenhydrate zu kurzkettigen Fettsäuren und größtenteils zu Laktat ab. Das hat zur Folge, dass sowohl Pferde als auch Schweine je nach Fütterungsbestandteile Magengeschwüre entwickeln. Bei Rennpferden wurden bei weit über 90 % Ulcera nachgewiesen.

4.10. Resorption im Magen

Resorbiert werden vor allem schwache Säuren, wie kurzkettige Fettsäuren, die wegen des pH – Wertes größtenteils undissoziiert vorliegen. Daher sind sie gut lipidlöslich und können in das Magenepithel diffundieren. Dort dissoziieren sie, was zu einer Ansäuerung des Epithels und im schlimmsten Fall auch zu Epithelschädigungen führen kann.

5. Verdauung im Dünndarm
5.1. Sekretionsvorgänge

Im Dünndarm werden durch die in der Submucosa gelegene Brunner'sche Drüsen Schleim durch Exocytose und Bicarbonat über einen Cl^-/HCO_3^- - Austauscher sezerniert, um die Schleimhaut vor dem im Magen angesäuerten Nahrungsbrei zu schützen und den pH – Wert abzupuffern. Cl^- kann vermutlich über Kanäle wieder ins Lumen abgegeben werden. Die Sekretion der Brunner'schen Drüsen wird durch parasympathische Aktivierung angeregt und durch sympathische gehemmt.

Das Duodenalepithel sezerniert ebenfalls über einen Cl^-/HCO_3^- - Austauscher sowie parazellulär Bicarbonat und unterstützt somit die Brunnerschen Drüsen. Der Austauscher arbeitet zusammen mit einem Na^+/HCO_3^- - Cotransporter in der basalen Membran, allerdings wird auch ein Teil des Bicarbonat direkt in der Zelle hergestellt. Das durch diese Reaktion anfallende H^+ wird über einen Austausch mit Na^+ auf der basalen Seite ausgeschleust. Es befinden sich außerdem für Cl^- und HCO_3^- durchlässige Kanäle in der apikalen Membran.

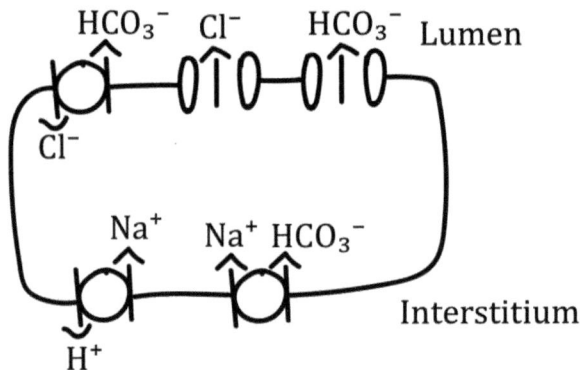

Die Bicarbonatsekretion des Duodenalepithels wird durch niedrige pH – Werte im Darmlumen, über vago – vagale Reflexe und über parakrin wirkendes Prostaglandin E gefördert und durch den Sympathicus gehemmt.

Weiters befinden sich Becherzellen zwischen den Epithelzellen, die zahlreiche Sekretgranula beinhalten, wobei die Anzahl von proximal nach distal zunimmt. Die Sekretgranula werden auf einen Stimulus hin alle gleichzeitig in das Lumen entleert. Dieser Vorgang wird als kollektive Exocytose bezeichnet und trägt dazu bei, dass das Dünndarmepithel von einer Schleimschicht bedeckt ist, die etwa halb so dick ist wie die im Magen, also ungefähr 0,5 mm. Die kollektive Exocytose wird durch Acetylcholin und Prostaglandin E gefördert. Beide Transmitter werden auf luminale chemische oder mechanische Reize, beispielsweise niedrigen pH – Wert oder Toxine, ausgeschüttet.

Die Lieberkühn'schen Krypten (= Lieberkühn'sche Drüsen, Glandulae intestinales) bestehen aus Epithel, schleimsezernierenden Becherzellen, Paneth – Zellen und enteroendokrine Zellen und sind nebenbei auch der Ort der Epithelregeneration. In den Krypten ist deshalb eine hohe Mitoseaktivität zu beobachten. Die neu gebildeten Zellen „wandern" innerhalb weniger Tage von den Krypten an die Zottenspitze und werden dort abgeschilfert.

Durch die Epithelzellen der Lieberkühn'schen Krypten wird Cl^- mittels Kanälen ins Lumen befördert, welches zuvor durch die $Na^+/K^+/2Cl^-$ - Symporter basal in die Zelle geschleust wurde. Na^+ wird durch die Na^+/K^+ - ATPase aus der Zelle transportiert, K^+ kann durch Kanäle auf die interstitielle Seite diffundieren. Wegen des dadurch entstehenden elektrischen Gradienten folgen Na^+ und zum Teil auch K^+ parazellulär nach und ziehen dabei durch den entstehenden osmotischen Gradienten Wasser mit. Durch diesen Mechanismus wird der Nahrungsbrei verflüssigt, wodurch die Verdauung und Resorption der Nährstoffe erleichtert wird.

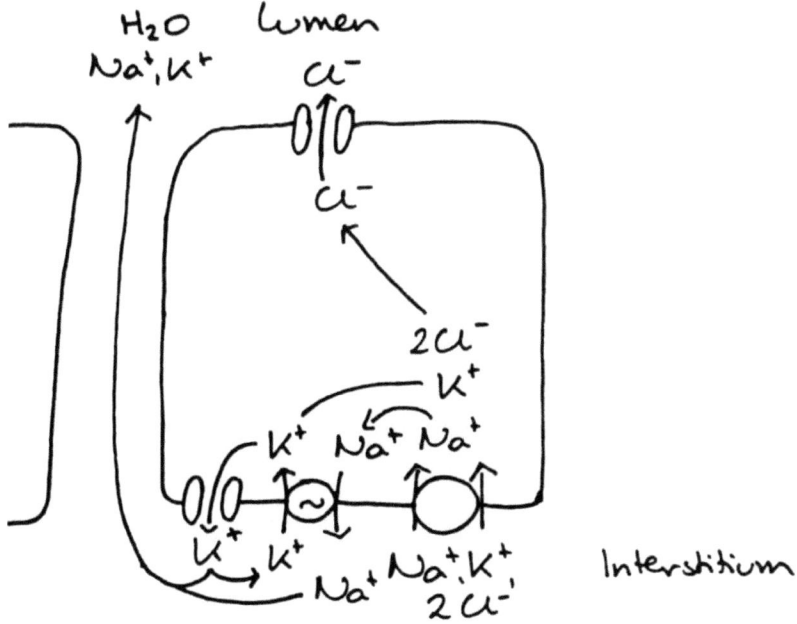

Reguliert wird die Sekretion allgemein durch das vegetative Nervensystem, die Ausschüttung von Acetylcholin bzw. VIP durch den Plexus submucosus stimuliert die Cl^- - Sekretion. Dabei verwendet Acetylcholin Ca^{2+} und VIP cAMP als Second Messenger. Parasympathische Einflüsse fördern, sympathische Einflüsse hemmen die Sekretbildung. Bakterielle Toxine können die Sekretion derart stimulieren, dass es zur sekretorischen Diarrhoe kommen kann.

Paneth – Zellen sind bei vielen Tierarten, allerdings nicht bei Hauscarnivoren und dem Schwein, in den Krypten zu finden. Sie sezernieren Lysozym und defensinartige Peptide, um das Epithel vor der Schadwirkung von Bakterien zu schützen. Lysozym greift die bakterielle Zellwand an, Defensine sorgen durch den Einbau von Poren in die Wand dafür, dass die Zellintegrität gestört wird.

Durch die enteroendokrinen Zellen werden Cholecystokinin, Sekretin und GIP sezerniert, welche – wie im Magen – auf die Sekretionsmechanismen Einfluss nehmen.

5.2. Bauchspeicheldrüse

Das exokrine Pankreas setzt sich funktionell aus den Endstücken und dem Gangsystem zusammen. Die Zellen des Gangsystems sezernieren eine bicarbonathältige Elektrolytlösung, während die der Endstücke (Acinuszellen) vor allem Verdauungsenzyme produzieren. Die Zusammensetzung und der pH – Wert werden jedoch von der Flussrate bestimmt. Je mehr Bauchspeichel produziert wird, desto mehr steigt die Bicarbonatkonzentration und desto niedriger wird die Chloridkonzentration. Das bedeutet, je mehr Bauchspeichel produziert werden desto mehr produzieren die Gangzellen im Vergleich zu den Acinuszellen. Nur beim Pferd steigt die Produktion bei beiden Zellarten proportional zueinander an.

1. Wasser – und Elektrolytsekretion

Beide Zellarten sezernieren Wasser und Elektrolyte, allerdings sind hierbei die Gangzellen bedeutender.

Die Acinuszellen sezernieren eine plasmaähnliche Elektrolytlösung, wobei vor allem Cl^- durch einen Kanal ins Lumen abgegeben wird und Na^+ und K^+ parazellulär wegen des elektrischen Gradienten, Wasser aufgrund des osmotischen Drucks nachfolgen. In die Zelle gelangt Cl^- durch einen basalen $Na^+/K^+/2Cl^-$ - Symporter, Natrium wird wie üblich durch die Na^+/K^+ - ATPase ausgeschleust, wodurch der Symporter angetrieben wird, Kalium kann durch einen Kanal ins Interstitium zurück. Die Transportvorgänge sind hierbei vermutlich ident mit denen in den Lieberkühn'schen Krypten.

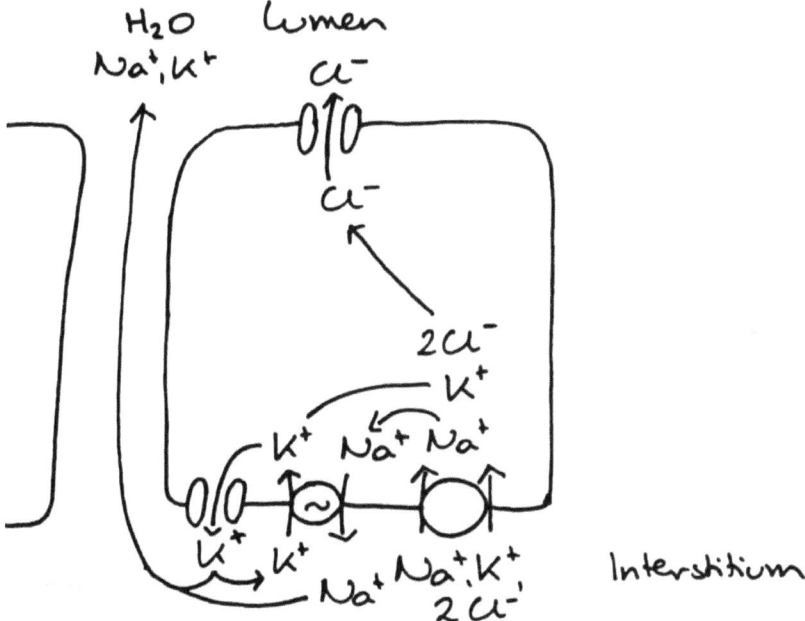

Die Gangzellen sezernieren eine bicarbonatreiche und somit alkalische Lösung, die durch die Arbeit der intrazellulären Carboanhydrase entsteht. Die Carboanhydrase wandelt H_2O und durch den Stoffwechsel der Zelle gebildetes CO_2

in HCO_3^- und H^+ um. HCO_3^- wird durch einen Cl^-/HCO_3^- - Austauscher aus der Zelle geschafft, Cl^- folgt ihm durch einen Kanal, um den Gradienten zu erhalten.

Das bei der Reaktion entstandene H^+ verlässt über Na^+/H^+ - Austauscher basal die Zelle, welche wiederum angetrieben werden durch Na^+/K^+ - ATPasen. Kalium kann wieder durch Kanäle ins Interstitium.

Auch bei den Gangzellen folgen Natrium und Kalium sowie Wasser parazellulär nach.

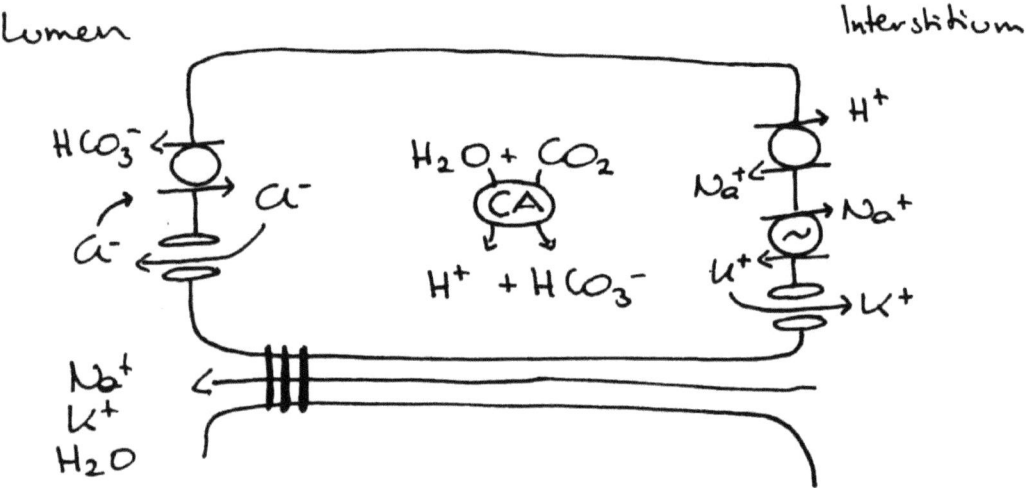

2. Verdauungsenzyme

Die Sekretgranula der Acinuszellen enthalten ein Gemisch einer Vielzahl von Enzymen, das an die Futterzusammensetzung angepasst ist und sich bei Futterumstellung innerhalb weniger Tage neu adaptiert. Bei Wiederkäuern werden genetisch bedingt viel mehr Nucleasen produziert als bei anderen Haussäugern. Diese, bei einem Herbivoren zuerst etwas unsinnig erscheinende Veranlagung, hat den Grund, dass die enorme Menge an Nukleinsäuren der Pansenmikroben verdaut werden muss. Dafür wird nur sehr wenig Amylase produziert, weil die

Kohlenhydrate größtenteils im Pansen fermentiert werden. Die Bauchspeicheldrüse von Pferden produziert ebenfalls nur wenig Amylase, da Pferde Grasfresser sind und somit in freier Wildbahn kaum Stärke aufnehmen.

Die Enzyme werden zum Teil bereits aktiv, zum Teil aber auch als inaktive Formen sezerniert und dann im Dünndarm durch Trypsin aktiviert. Trypsin wird als Trypsinogen ebenfalls von der Bauchspeicheldrüse sezerniert, gemeinsam mit einem Trypsininhibitor, der die Aktivierung des Trypsins im Pankreas verhindern soll. Aktiviert wird Trypsinogen erst im Dünndarmlumen von dem Enzym Enteropeptidase am Bürstensaum des Epithels.

Auszug der Enzyme:

Peptidasen: Trypsinogen, Chymotrypsinogen, Proelastase, Procarboxypeptidase A und B (alle inaktiv)

Nucleasen: Ribonuclease, Desoxyribonuclease (beide in aktiver Form sezerniert)

Amylase: α - Amylase (bereits aktiv)

Lipasen: Lipase, Pro – Colipase, Pro – Phospholipase A_2, Cholesterinesterase (teils aktiv, teils inaktiv)

Reguliert wird das Pankreas einerseits durch das vegetative Nervensystem, wobei wieder der Parasympathicus die Sekretion fördert und der Sympathicus sie hemmt, andererseits auch über Sekretin, das von endokrinen intestinalen Zellen ins Blut abgegeben wird und die Gangzellen aktiviert, und Cholecystokinin, das vor allem die Acinuszellen fördert und von endokrinen Zellen des proximalen Dünndarms in die Blutbahn sezerniert wird.

Vor allem bei Monogastriern wird die Pankreassekretion durch die Futteraufnahme gefördert, in der cephalen Phase durch Geruch und Geschmack, in der gastralen Phase durch Dehnung der Magenwand und schließlich in der intestinalen Phase durch die Sekretion der Intestinalhormone Sekretin und Cholecystokinin (CCK). Ersteres wird bei niedrigen pH – Werten ausgeschüttet, zweiteres bei Anwesenheit von Aminosäuren und Fettsäuren.

Pro Tag sezernieren Hunde 200 – 400 ml Bauchspeichel, Schweine 1 – 2 l, Rinder 10 – 15 l und Pferde 30 – 35 l.

5.3. Gallenblase

Galle ist ein Verdauungssekret, welches in der Fettverdauung benötigt wird, um das Zusammenfließen von Fetten zu verhindern, wodurch sie für Enzyme zugänglich gemacht werden. Die Galle selber wird anschließend wieder resorbiert und in die Leber transportiert, wodurch eine Art Recycling stattfinden kann.

Galle wird von den Leberzellen gebildet und in der Gallenblase gespeichert, wo sie durch Elektrolyt – und Wasserresorption eingedickt wird. Dadurch steigt die Konzentration der organischen Bestandteile, der konjugierten Gallensäure, der Gallenfarbstoffe, Phospholipide und Cholesterin. Die Eindickung erfolgt durch die Resorption von Natrium und Chlorid, wodurch Wasser aus osmotischen Gründen folgt.

Na^+ wird von einem Na^+/H^+ - Austauscher aus dem Lumen resorbiert und verlässt anschließend durch die Na^+/K^+ - ATPase die Zelle auf der Blutseite. Das durch die Pumpe in die Zelle beförderte Kalium kann durch Kanäle wieder hinaus ins Interstitium. Cl^- wird durch einen Cl^-/HCO_3^- - Austauscher aus der Galle entfernt und gelangt anschließend durch einen Kanal ins Interstitium.

HCO_3^- wird aus der Galle entfernt indem es das vom Epithel sezernierte H^+ nützt und mit der Carboanhydrase an der Epithelmembran zu H_2CO_3 reagiert. Anschließend zerfällt es zu CO_2 und Wasser. CO_2 kann in das Epithel diffundieren und wird durch die intrazelluläre Carboanhydrase wieder zu Bicarbonat und H^+

umgebaut. Das Bicarbonat kann allerdings nicht nur über den Austauscher ins Lumen, es kann genauso auch über den basalen Anionenkanal, den bereits Cl⁻ nützt, ins Interstitium.

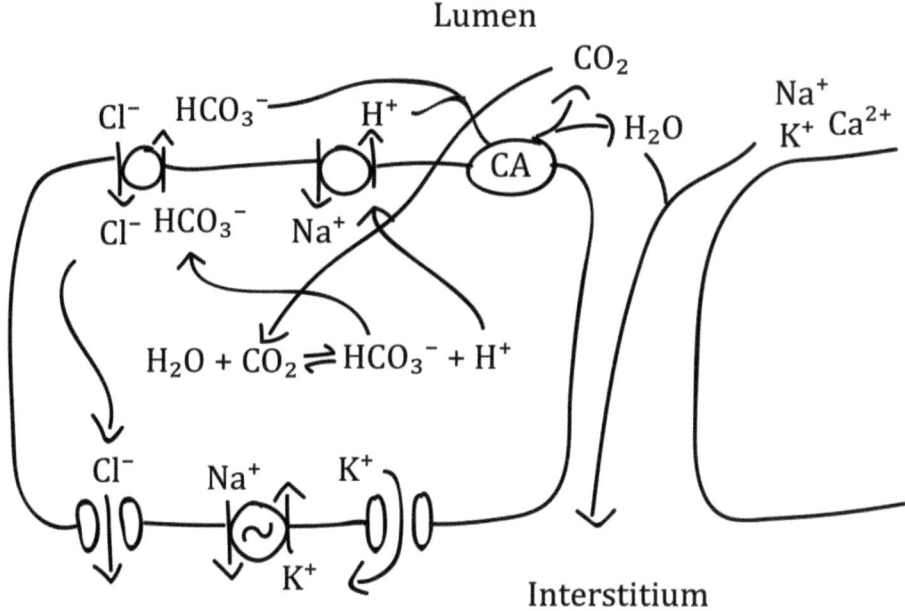

Die Gallensäure wird aus Cholesterin gebildet und ist zwar stark konzentriert, allerdings kaum osmotisch aktiv, da die sie vor allem in Micellen gelöst ist.

Beim Pferd wird die Galle direkt ins Duodenum abgegeben, da ihm die Gallenblase fehlt. Dadurch wird sie mehr oder weniger kontinuierlich Galle ins Duodenum geleitet. Pro Tag produzieren Hunde zwischen 100 und 200 ml, Schweine 0,5 – 1 l, Schafe 500 bis 700 ml, Rinder 3 – 5 l und Pferde 7 – 10 l.

Füllung und Entleerung
Während den Zeiten zwischen der Nahrungsaufnahme ist der Ductus choledochus geschlossen und wird erst durch die Anwesenheit von Aminosäuren und Fettsäuren und die dadurch folgende Cholecystokininfreisetzung geöffnet. Außerdem wird

durch CCK bzw. reflektorisch auch durch parasympathische Aktivierung die glatte Muskulatur der Gallenblase kontrahiert.

5.4. Kohlenhydratverdauung

Im Dünndarm werden vor allem Nahrungskohlenhydrate wie Stärke und Glykogen, Saccharose und Lactose verdaut. Strukturkohlenhydrate wie Cellulose oder Hemicellulose werden beim Wiederkäuer im Vormagensystem, ansonsten aber im Dickdarm durch mikrobielle Fermentation abgebaut.

1. Stärke – und Glykogenverdauung

Stärke und Glykogen werden vor allem im proximalen Drittel des Dünndarms verdaut, da hier die enzymatische Aktivität der Amylase aus dem Pankreas am stärksten ist. Die dabei entstandenen Bruchstücke, Maltose, Maltotriose und α - Dextrine, werden am Bürstensaum von membranständigen Oligo – und Disaccharidasen, wie der Maltase und Isomaltase oder α - Dextrinase, zu Glucose gespalten.

2. Lactose – und Saccharoseverdauung

Lactose wird durch die bürstensaumständige Lactase zu Glucose und Galactose gespalten, während Saccharose von ebenfalls am Bürstensaum befindlichen Saccharasen zu Glucose und Fructose gespalten wird.

Die Aktivität der Lactase ist vor allem in den ersten 3 Lebenswochen hoch und nimmt dann schnell ab, während die der anderen Enzyme ab der 4. Lebenswoche stark zunehmen bis sie die adulten Werte erreicht haben. Laktoseintoleranz ist dementsprechend eine genetisch bedingte Abnahme der Laktase – Aktivität.

3. Tierartliche Unterschiede

Als reiner Carnivore hat die Katze einen stark limitierten Kohlenhydratabbau, der Hund nicht ganz so stark. Pferde haben als Grasfresser nur wenig Amylase, kaum Enzyme für den Kohlenhydratabbau haben auch Wiederkäuer, da bei ihnen Mikroben die Verdauung von unter anderem Stärke übernehmen. Schweine und Vögel können dafür hervorragend Stärke abbauen – Vögel besitzen allerdings keine Lactase, da sie keine Säugetiere sind und daher Milch nicht zu ihren Futtermitteln gehört.

4. Resorption

Die bei der Verdauung von Kohlenhydraten anfallenden Monosaccharide Glucose, Galactose und Fructose werden durch den Bürstensaum resorbiert und anschließend in die Kapillaren abgegeben, um dann über die Pfortader zur Leber zu gelangen. Zum Teil werden sie bereits im Dünndarmepithel zu Lactat abgebaut und ebenfalls über das Pfortaderblut zu Leber transportiert.

1. Glucose und Galactose

Glucose und Galactose müssen sekundär aktiv in die Epithelzelle transportiert werden. Sie gelangen über den SGLT1, einen $2Na^+$/Glucose bzw. Galactose – Symporter, in die Zelle, wobei Glucose und Galactose gegen das Konzentrationsgefälle, Natrium dafür mit dem Gradienten durch den Bürstensaum gelangt. Um den Natriumgradienten aufrecht zu erhalten wird es durch die Aktivität der Na^+/K^+ - ATPasen durch die basolaterale Seite der Zelle geschleust. Kalium kann über einen Kanal wieder hinaus und zirkuliert daher zwischen interstitiellem und intrazellulärem Raum.

Bei sehr hohen Glucosekonzentrationen im Darmlumen wird auch ein von Natrium unabhängiger Transport in die Bürstensaummembran eingebaut, wodurch Glucose nun entlang seines Konzentrationsgefälles einströmen kann. Dies funktioniert allerdings nur solange die Konzentration im Lumen über der Konzentration in der Zelle liegt.

Durch die basolaterale Membran wird Glucose, Galactose und in der Zelle gebildete Lactose mittels des Na^+ - unabhängigen Glucosecarriers GLUT 2, durch erleichterte Diffusion, ausgeschleust. Da dieser Transportvorgang in beide Richtungen abläuft und von dem Konzentrationsgefälle abhängig ist, wird in Zeiten, in denen keine Zuckermoleküle aus dem Darm resorbiert werden, Glucose zur Energieversorgung des Epithels aus dem Blut zur Verfügung gestellt.

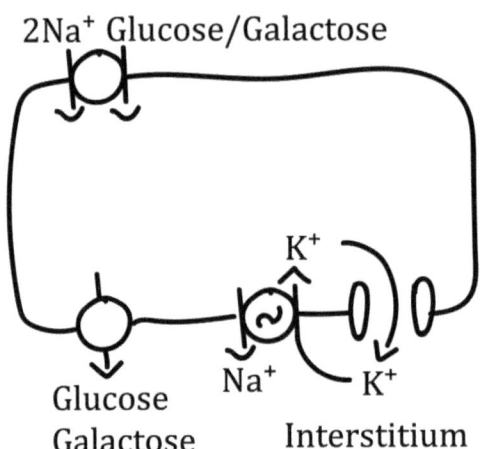

2. Fructose

Fructose hat einen eigenen Carrier, GLUT 5, wodurch sie passiv über erleichterte Diffusion in die Epithelzelle gelangt und dort über den Na^+ - unabhängigen Glucosecarrier GLUT 2 ins Blut gelangt.

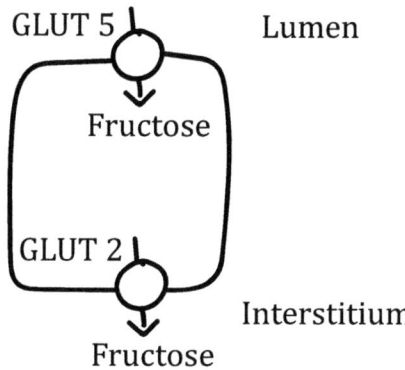

5.5. Proteinverdauung

Die Proteinverdauung beginnt bereits im Magen, findet aber größtenteils erst im Dünndarm statt. Die Endprodukte sind Aminosäuren, Di – und Tripeptide, die anschließend vom Dünndarmepithel resorbiert werden.

Sowohl im Magen als auch im Dünndarm, einerseits durch den Bauchspeichel anderseits durch die am Bürstensaum anhaftenden Enzyme, findet die Proteinverdauung durch Endo – und Exopeptidasen statt. Endopeptidasen greifen Proteine in der Mitte an, Exopeptidasen an den Enden und werden – je nachdem an welchem Ende sie angreifen – als Carboxy – oder Aminopeptidasen bezeichnet.

Im Magen werden Proteine wegen des sauren pH – Werts denaturiert und ca 12 – 15 % davon von Pepsin zerschnitten, wobei Pepsin nicht nur in der Mitte der Moleküle schneidet, sondern auch endständige Aminosäuren abspaltet, wodurch nicht nur Peptide, sondern auch einzelne Aminosäuren anfallen. Pepsin kann auch noch im proximalen Duodenum arbeiten, da hier der pH noch niedrig genug ist, danach wird sie jedoch durch den höheren pH – Wert inaktiviert.

Die Peptidasen des Pankreas schneiden Proteine zu Oligopeptiden mit maximal 7 Aminosäuren, die anschließend am Bürstensaum durch Aminopeptidasen und Oligopeptidasen zu Di -, Tripeptiden und Aminosäuren gespalten werden.

Es werden nicht nur mit der Nahrung zugeführte Proteine verdaut, sondern auch endogene Proteine, also Proteine der abgeschilferten Darmepithelzellen und der Sekrete.

1. Resorption

Aminosäuren werden durch ein Na^+ - Cotransport – System des Bürstensaums in die Epithelzellen aufgenommen, wobei der Gradient für Na^+ durch eine basolaterale Na^+/K^+ - ATPase aufrechterhalten wird. Ins Blut gelangen die Aminosäuren anschließend über erleichterte Diffusion, hierfür stehen für neutrale, saure und basische Aminosäuren unterschiedliche Carrier zur Verfügung. Außerdem gibt es auch in der basolateralen Membran Na^+ - abhängige Aminosäurencarrier, welche Aminosäuren vom Blut in die Epithelzelle transportiert, um sie zwischen den Mahlzeiten für die Proteinsynthese und energetisch zu versorgen.

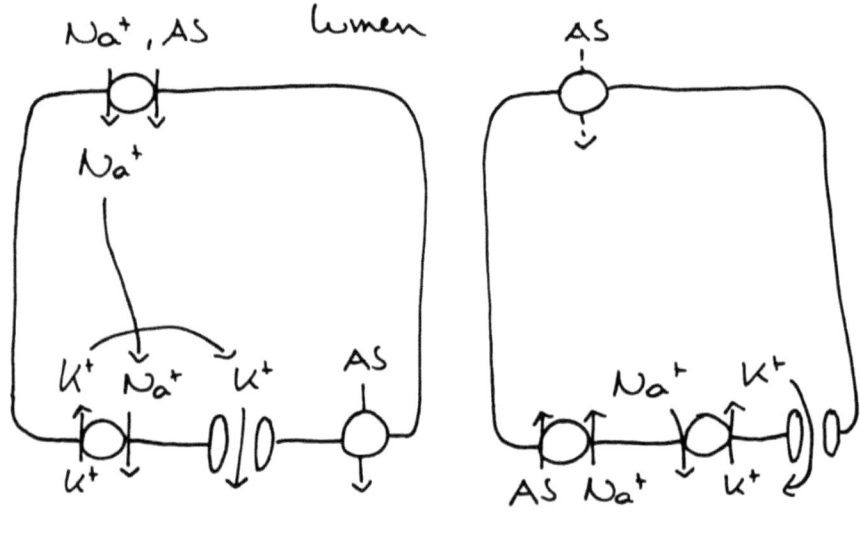

Di – und Tripeptide werden gegen das Konzentrationsgefälle durch einen H^+/Peptid – Cotransporter resorbiert. Die Protonen werden zuvor gegen den

Gradienten über einen H⁺/Na⁺ - Antiporter aus der Zelle geschleust, wobei der Na⁺ - Gradient als treibende Kraft gilt. Dieser Gradient wird von einer basolateralen Na⁺/K⁺ - ATPase aufrechterhalten. Ins Blut gelangen die Peptide durch erleichterte Diffusion.

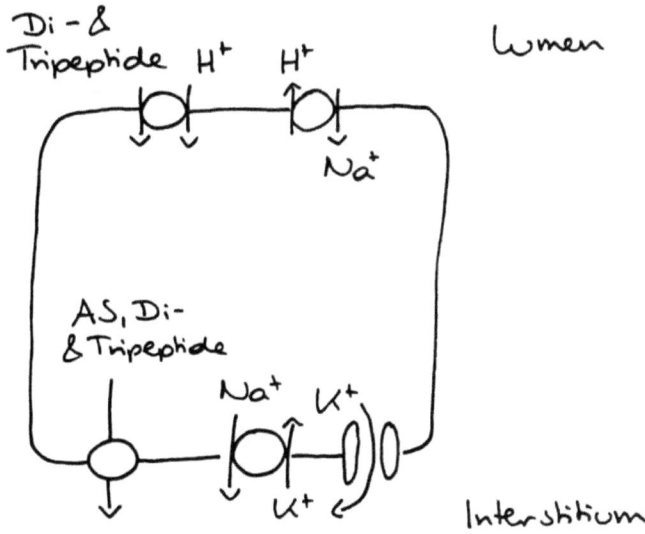

5.6. Fettverdauung

Im Futter sind vor allem Triacylglyceride, dazu kommen noch ca 10 % Phospholipide und Cholesterin.

1. Verdauung und Resorption der Triacylglyceride

Triacylglyceride werden bereits im Magen durch Lipasen in Monoacylglyceride und Fettsäuren gespalten. Dieser Vorgang endet durch den pH – Anstieg im Duodenum distal der Öffnung des Ductus pancreaticus. Dort beginnt dann die Verdauung durch die Lipase und Colipase des Pankreas. Die pankreatische Lipasen sind jedoch von der Anwesenheit von konjugierter Gallensäure abhängig, welche sich als monomolekulare Schicht an die Oberfläche der Triacylglyceridtröpfchen heftet und somit verhindert, dass diese zusammenfließen. Dabei zeigt der hydrophobe Pol in Richtung der Triacylglyceride und der hydrophile Pol nach außen. Die dadurch entstehende Emulsion ist durch die größere Oberfläche der vielen kleinen Tröpfchen besser für die Lipasen angreifbar.

Die Lipasen zerlegen die Triacylglyceride in Monoacylglyceride, Glycerin und freie Fettsäuren, die gemeinsam mit konjugierter Gallensäure Micellen bilden, da sie ebenfalls hydrophob sind. Auch bei den Micellen ist der hydrophobe Teil der Moleküle in die Mitte gerichtet und der hydrophile Teil zeigt nach außen.

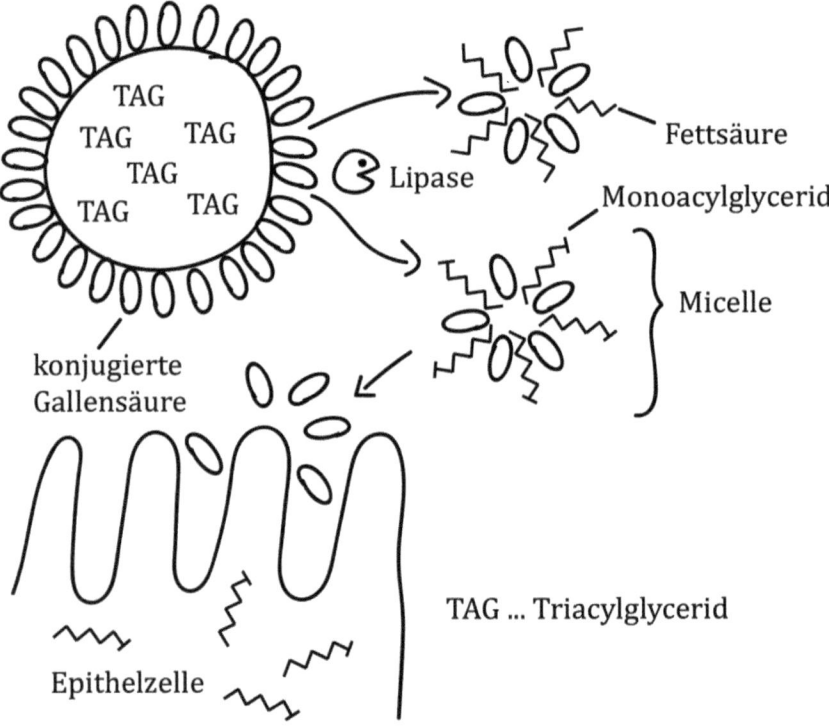

Die Spaltprodukte gelangen vor allem im proximalen Dünndarm per Diffusion in die Epithelzellen, allerdings ohne die konjugierte Gallensäure, die wegen ihres niedrigen pK – Werts dissoziiert vorliegt und deshalb kaum durch die Membran diffundieren kann.

Im Epithel werden aus den Monoacylglyceriden und den langkettigen freien Fettsäuren wieder Triacylglyceride, die anschließend von einer Hülle aus Apolipoproteinen umgeben werden. Diese Partikel werden als Chylomikronen bezeichnet und beinhalten neben Triacylglyceriden unter anderem auch fettlösliche Vitamine.

Mehrere Chylomikronen werden anschließend von einer weiteren Membran umhüllt und dann durch Exocytose ausgeschleust. Sie werden vor allem durch das Lymphgefäßsystem abtransportiert, wodurch im Pfortaderblut nur wenige Chylomikronen vorhanden sind.

Kurz – und mittelkettige freie Fettsäuren sowie Glycerin können in die Blutbahn gelangen und werden nur selten in die TAGs eingebaut.

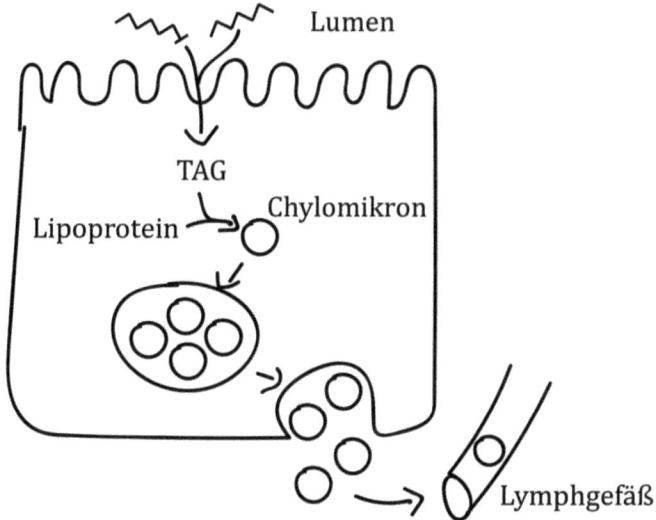

Die konjugierte Gallensäure wird im Ileum durch einen Na^+ - Cotransporter ins Epithel aufgenommen und über einen Anionentauscher wieder hinausgeschleust. Durch das Pfortaderblut gelangt sie in die Leber, wo sie wieder in die Gallenkanälchen sezerniert wird. Somit findet ein enterohepatischer Kreislauf statt, durch den ca 97 % der Gallensäure wiederverwertet wird.

2. Verdauung und Resorption von Cholesterin

Cholesterin kommt vor allem in tierischen Futtermittel vor und ist dort zu 15 % als Cholesterinester zu finden. Cholesterin gelangt durch einen eigenen Carrier über erleichterte Diffusion in das Epithel, wo es ebenfalls in die Chylomikronen verpackt wird. Das veresterte Cholesterin wird zuvor von Cholesterinesterasen aus dem Pankreas gespalten.

3. Verdauung und Resorption der Phospholipide

Phospholipide gelangen vor allem als Phosphatidylcholin in den Verdauungstrakt werden durch die Phospholipase A_2 aus der Bauchspeicheldrüse gespalten. Dabei entsteht Lysophosphatid, welches ins Darmepithel diffundieren kann und dort wieder zu Phosphatidylcholin umgewandelt wird. Anschließend bildet es die Hülle der Chylomikronen.

5.7. Verdauung von Nucleoproteinen und Nucleinsäuren

Nucleoproteine werden in einem initialen Schritt in Proteine und Nucleinsäuren gespalten. Anschließend werden die Nucleinsäuren von Endonucleasen, wie der Desoxyribonuclease und der Ribonuclease aus dem Pankreas, in Oligonucleotide zerlegt. Diese können am Bürstensaum von membranständigen Exonucleasen, wie Oligonucleotidphosphodiesterasen, zu Mononucleotiden verdaut werden, welche schlussendlich von Mononucleotidasen, zB Phosphomonoesterasen, in Nucleoside und anorganische Phosphate getrennt werden.

Die Nucleoside werden von der N – Glykosidase im Cytosol zu Pentosen und Pyrimidin – bzw. Purinbasen zerlegt, oder es wird von Purin – bzw. Pyrimidin – Nucleosid – Phosphorylasen die Purin – oder Pyrimidinbase abgespalten und das übriggebliebene Pentose – 1 – Phosphat durch die alkalische Phosphatase in Pentosen und anorganisches Phosphat getrennt.

5.8. Resorption von Mineralstoffen

1. Resorption von Na$^+$ und Cl$^-$

Etwa 80% des in den Darm gelangten Na$^+$ und Cl$^-$ werden im Dünndarm resorbiert.

Natrium wird hauptsächlich aufgrund der damit verbundenen Cotransportsysteme ins Epithel aufgenommen und anschließend über Na$^+$/K$^+$ - ATPasen wieder ausgeschleust. Dadurch ergibt sich ein Nettokationenstrom, dem Cl$^-$ durch parazelluläre Diffusion folgt.

Im Jejunum wird Na$^+$ außerdem elektroneutral mittels Na$^+$/H$^+$ - Austauscher in die Zellen gebracht. Dafür befinden sich im distalen Jejunum und Ileum auch ein Cl$^-$/HCO$_3^-$ - Austauscher, der Cl$^-$ ins Epithel schleust und Cl$^-$ - Kanäle, die es wieder hinaustransportieren. Somit werden in diesen Abschnitten beide Ionen transzellulär aufgenommen.

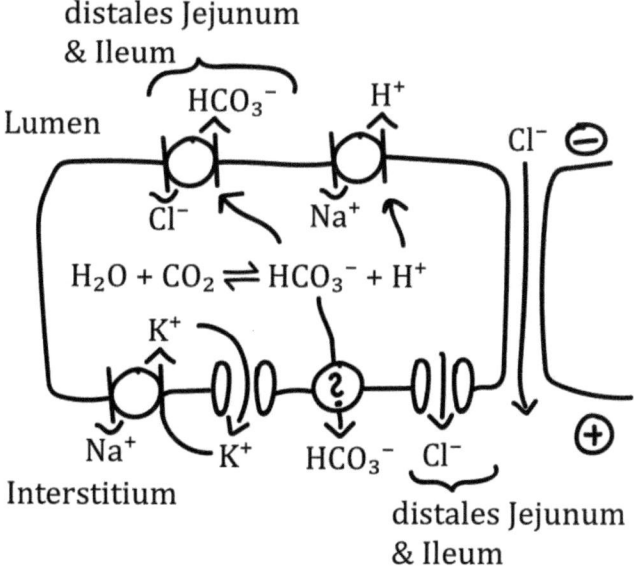

Durch die starke Resorption der beiden Elektrolyte folgt Wasser wegen des osmotischen Drucks para – und transzellulär nach.

2. Resorption von K⁺

Kalium wird vor allem im Dünndarm resorbiert und gelangt mit dem Wasser, welches parazellulär fließt, ins Interstitium.

3. Resorption von Ca^{2+}

Calcium wird nur im Duodenum und proximalen Jejunum durch Ca^{2+} - Kanäle entlang eines elektrochemischen Gradienten ins Cytoplasma transportiert. Intrazellulär wird Ca^{2+} an das Protein Calbindin gebunden, welches es zur basolateralen Membran befördert, wo es durch eine Ca^{2+} - ATPase primär bzw. durch einen Na^+/Ca^{2+} - Austauscher sekundär aktiv hinausgeschleust wird. Der Austauscher wird durch den Na^+ - Gradienten getrieben, welcher durch die Na^+/K^+ - ATPase aufrechterhalten wird.

Calcitriol (Vitamin D) fördert den Einbau von Ca^{2+} - Kanälen in die luminale Membran und somit die Resorption von Calcium, genauso wie die Synthese von Calbindin und die Aktivität der Ca^{2+} - ATPase.

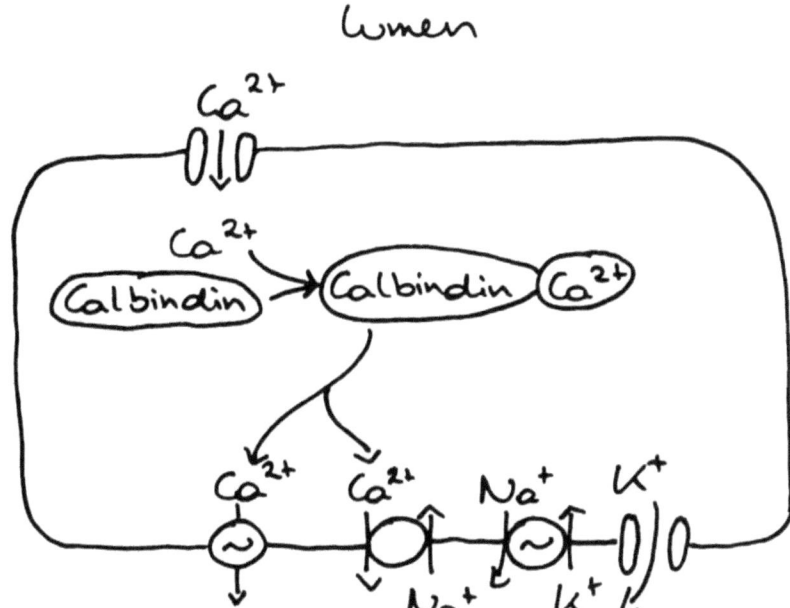

4. Resorption von Mg^{2+}

Bei Wiederkäuern läuft die Mg^{2+} - Resorption vorwiegend im Vormagensystem ab, bei Monogastriern im Dünn – und Dickdarm. Genauso wie Kalium wird es mit dem parazellulär fließenden Wasser durch die tight junctions geschleust. Im Colon wird scheinbar jedoch auch transzellulär Magnesium über Kanäle aufgenommen, wodurch der Dickdarm eine bedeutendere Rolle hat.

5. Resorption von Phosphat

$H_2PO_4^-$ und HPO_4^{2-} werden beide durch einen Na$^+$ - Cotransporter vor allem im Jejunum resorbiert, der Antrieb stammt wieder einmal vom Na$^+$ - Gradienten, welcher durch die Na$^+$/K$^+$ - ATPase erhalten wird. Anschließend wird es vermutlich durch einen Carrier basolateral aus der Zelle ausgeschleust.

5.9. Resorption von Wasser

Wasser wird bereits zu 85 % im Dünndarm resorbiert, 55 % davon findet im Duodenum und Jejunum statt, 30 % im Ileum. Es folgt vor allem parazellulär durch den von der Resorption von Ionen aufgebauten osmotischen Gradienten.

6. Verdauung im Dickdarm

Im Dickdarm aller Spezies werden der Speisebrei gespeichert, Kotmenge und -zusammensetzung reguliert, organische Substanzen von Bakterien abgebaut und Elektrolyte, mikrobielle Metaboliten und Wasser transportiert.

6.1. Mikrobieller Stoffwechsel

Die Population der Mikroben ähnelt der im Vormagensystem der Wiederkäuer und dadurch ist auch der Stoffwechsel annähernd gleich, allerdings sind die verfügbaren Substrat hier anders.

Im Dickdarm werden von den Mikroorganismen vor allem Futterbestandteile abgebaut, welche im Dünndarm nicht verdaut und absorbiert werden konnten. Dazu kommen noch endogene Substanzen, wie Mucin, Epithelzellen und Verdauungsenzyme. Pro Gramm Chymus finden sich ca 10^8 bis 10^{12} obligat oder fakultativ anaerobe Bakterien von ungefähr 400 unterschiedlichen Arten. Durch diese enorm hohe Besatzdichte kommt es, dass das Protein im Kot etwa zur Hälfte aus mikrobiellem Protein besteht.

Die Bakterien verteilen sich auf das Darmlumen und die Mukosa, wobei letztere nicht nur die Genexpression in den Darmepithelien beeinflusst, sondern auch Immunreaktionen auslöst.

1. Kohlenhydratverwertung

Kohlenhydrate stellen eine wichtige Kohlenstoff – und Energiequelle dar. Im Dickdarm kommen vor allem pflanzliche Zellwandbestandteile an, die für den Säuger nicht verdaulich sind, wie Cellulose, Hemicellulose, Pektin, Inulin und Guar. Daneben können auch noch Di -, Oligo – und Polysaccharide vorkommen, wenn die Kapazität des Dünndarms überschritten wurde und endogene Substrate, also Mucine und abgeschilferte Epithelzellen.

Die Endprodukte des mikrobiellen Abbaus Laktat, Acetat, Propionat, Butyrat, Valerat und CO_2, H_2 und CH_4 und sind je nach Besiedelung variabel.

2. Proteinverwertung

Proteine können als Nahrungsproteine und – peptide in den Dickdarm gelangen, genauso wie Glykoproteine und Harnstoff, welcher zu Ammoniak abgebaut wird. Dieser wird wiederum von Mikroben zur Synthese von mikrobiellen Proteinen verwendet. Im Kot befinden sich dann die sekundären Amine Skatol und Indol, sowie die verzweigtkettigen Fettsäuren Isobutyrat und Isovalerat, welche aus der Fermentation von Isoleucin, Leucin und Valin entstehen. Dabei fallen auch Ketonsäuren und CO_2 an.

Proteine werden auch in nicht unerheblichen Umfang von Bakterien gebildet. Limitierend dafür ist die Zufuhr von Kohlenhydraten, welche für die Mikroben von energetischem Interesse ist.

Der pH – Wert im Dickdarmlumen liegt bei 6 bis 7 und ist folglich leicht sauer. Er entsteht durch die freiwerdenden freien Fettsäuren und Laktat, welche zu 99 % dissoziiert vorliegen. Gepuffert werden die Säuren durch Bicarbonat, Phosphat und Peptide. Bei Schweinen und Pferden überwiegt der Bicarbonatpuffer aus der

Sekretionstätigkeit des Darms, bei Carnivoren der Phosphatpuffer, welcher aus dem Futter selbst stammt.

3. Bedeutung der Dickdarmfermentation

Die Bedeutung des mikrobiellen Abbaus ist speziesspezifisch und abhängig von der Größe des Dickdarms, der Passagedauer des Chymus und maßgeblich von der Futterzusammensetzung.

Die Passagezeit ist in etwa das 2 bis 3 – fache der Zeit für die Dünndarmpassage und beträgt beispielsweise beim Pferd 25 h, hingegen bei Carnivoren nur 12 h. Daher kann beim Pferd auch eine entsprechend gründliche Fermentation der Nahrungsbestandteile stattfinden.

Die Futterzusammensetzung kann individuelle Unterschiede in der Passagezeit ausmachen. Bei faserreichem Futter findet eine schnellere Passage statt, als bei faserarmen. Beim Pferd ist in ersterem Fall mit 25 h zu rechnen, in letzterem mit 28h.

Für Carnivoren, deren Futter nur wenig Faser dafür aber viel Protein und Fett enthält, wodurch ein größerer Teil der Proteine bereits im Dünndarm verdaut werden, ist die Bedeutung der Dickdarmverdauung relativ gering.

Für monogastrische Herbivoren und Omnivoren ist hingegen die Dickdarmverdauung sehr wichtig. Bei Pferden findet sie vor allem im Colon statt, bei Kaninchen bereits im Caecum. Die Fermentationsleistung liegt allerdings bei beiden deutlich unterhalb der von Wiederkäuern. Da sie damit viel an Energie und Nährstoffen verlieren würden, haben sich Kaninchen zu caecotrophen Tieren entwickelt.

4. Mikrobielle Vitaminsynthese

Mikroorganismen synthetisieren Vitamine der B – Gruppe und Vitamin K, in Abhängigkeit von der Energie und Stickstoffverfügbarkeit. Nutzbar sind diese Vitamine jedoch nur für caecotrophe Tiere.

5. Gallensäure

Die konjugierte primäre Gallensäure wird von Mikroorganismen zu sekundärer Gallensäure verstoffwechselt.

6.2. Resorption und Sekretion

Im Dickdarm findet abgesehen von kurzkettigen Fettsäuren keine Resorption von Nährstoffen statt, dafür jedoch von Wasser und Elektrolyten, wobei jedoch der Großteil der Flüssigkeit bereits im Dünndarm resorbiert wurde. Der Dickdarm kann außerdem nicht nur Elektrolyte aufnehmen, er kann sie auch abgeben und somit folgt dann Wasser ins Lumen.

1. Resorption von Ionen

Der wichtigste Transport ist der von Na^+, der entweder durch Na^+/H^+ - Austauscher oder Na^+ - Kanäle stattfinden kann. Beide Möglichkeiten werden durch die Arbeit der Na^+/K^+ - ATPase gestützt, welche Na^+ an der basolateralen Seite aus der Zelle schleust.

Des Weiteren wird Cl^- über luminale Cl^-/HCO_3^- - Austauscher in die Zelle transportiert. Die Triebkraft für diesen Vorgang stellt der Na^+/H^+ - Austauscher dar, der durch die Sekretion von H^+ dafür sorgt, dass der pH – Wert in der Darmepithelzelle sinkt. Um dem entgegenzuwirken wird Bicarbonat sezerniert.

K+ wird durch aktiven Transport mithilfe einer K+/H+ - ATPase aus dem Lumen geschleust und verlässt die Zelle durch basolaterale K+ - Kanäle.

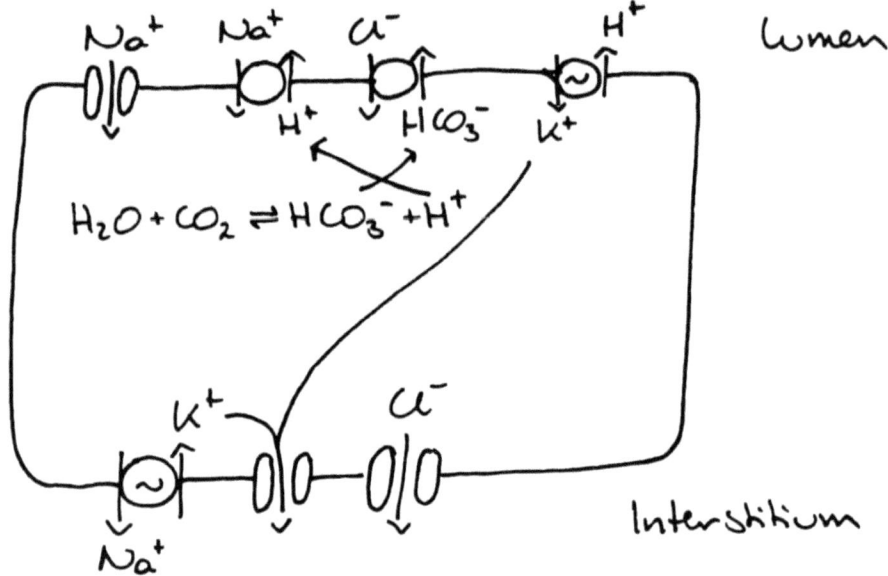

2. Sekretion von Ionen

Am wichtigsten ist die Sekretion von Cl-, das durch Kanäle ins Lumen gelangt. Der Gradient wird einerseits durch die Na+/K+ - ATPase hergestellt, da 3 Natrium aus der Zelle, aber nur 2 Kalium in die Zelle gelangen und somit die Zelle negativer ist als ihre Umgebung. Andererseits werden durch einen Symporter jeweils 1 Natrium und Kalium und 2 Chloridionen in die Zelle befördert.

Weiters werden noch Bicarbonat über einen Cl-/HCO$_3$- - Austauscher und Kalium über Kanäle ins Dickdarmlumen sezerniert.

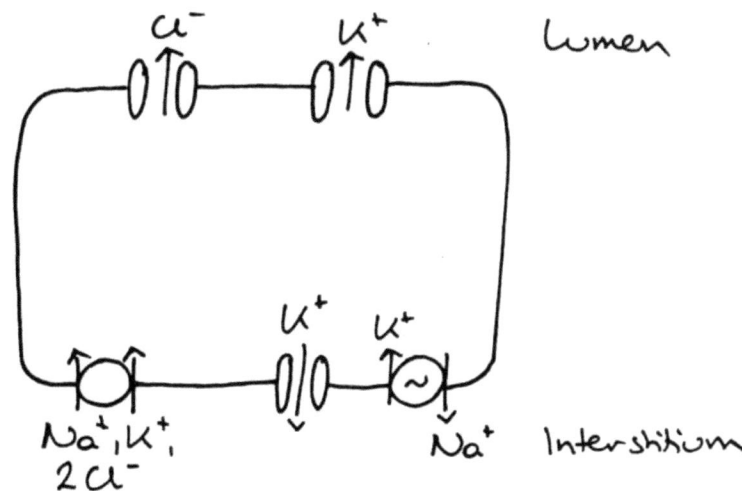

3. Wasser

Wasser fließt immer nur passiv entlang osmotischer Gradienten entweder aus oder in das Lumen des Darms. Der Gradient entsteht durch die Absorption von vor allem Na^+ und Cl^- und ist speziesabhängig. Bei Spezies, bei denen nur ein geringer osmotischer Gradient erzeugt wird, wie beispielsweise beim Rind, kann der Kot nur schwach eingedickt werden.

Vergleich von Vormagen – und Dickdarmverdauung

Da Gräser für Säugetiere nicht verdaubar sind mussten sich vor allem Herbivoren Bakterien zunutze machen, um sich ernähren zu können. Die unterschiedlichen Systeme, die sich dabei entwickelt haben sind dabei stark auf das natürliche Nahrungsangebot abgestimmt und somit optimal an den ursprünglichen Lebensraum der betroffenen Tiere angepasst. Entscheidend dabei ist, wo sich die „Gärkammer" im Verdauungstrakt befindet, also ob sie im Vormagensystem oder im Dickdarm liegt. Prinzipiell finden mehr oder weniger dieselben fermentativen

Prozesse ab, egal ob im Pansen, Caecum oder Colon, es gibt jedoch Unterschiede darin welche Substrate für die Fermentation noch zur Verfügung stehen.

Wiederkäuer lassen die aufgenommene Nahrung vor allem im Vormagen durch Bakterien verdauen, wodurch ihnen im Dünndarm sämtliche Metabolite dieser Bakterien zur Resorption zur Verfügung stehen. Diese Strategie bewährt sich vor allem bei hochwertigen Gräsern, da diese reich an Nährstoffen sind und somit das Potential der Vormägen ausgenutzt werden kann.

Pferde haben ihre Fermentationskammer im Dickdarm, was resorptionstechnisch nicht ganz so praktisch ist, da hier viel weniger als im Dünndarm aufgenommen wird. Es hat jedoch seine Vorteile, wenn das Futter nicht sonderlich nährstoffreich ist, da sich das Pferd somit nicht damit aufhält viel davon zu speichern und das wenige, das darin enthalten ist nicht an Bakterien verfüttert wird, sondern vom Pferd so gut es geht im Dünndarm verdaut und resorbiert werden kann. Dieses System ist also für Steppen und andere weniger fruchtbare Gebiete ideal.

Caecotrophe Tiere, also Hasenartige und Nagetiere, sind verdauungstechnisch ähnlich dem Wiederkäuer, da sie den Nahrungsbrei nach der bakteriellen Fermentation im Blinddarm noch einmal passagieren und somit die dadurch gewonnenen Nährstoffe im Dünndarm resorbieren können.

7. Postresorptive Verwertung von Kohlenhydraten

Die aus dem Darm resorbierten Substanzen werden über die Pfortader (Vena porta) zur Leber transportiert, wo sie weiterverarbeitet werden können. Wenn ein Substrat bis zur Leber verwertet wird, spricht man von einem first – pass – Effekt, wenn die Verwertung erst nach der Leber stattfindet von einem second – pass – Effekt. Diese Effekte sind nicht nur in der Nahrungsverwertung wichtig, sondern auch in der Pharmakologie von peroral aufgenommenen Medikamenten, die natürlich ebenfalls in der Leber verstoffwechselt werden können. Bei den meisten ist dies jedoch sogar erwünscht, weil sie erst durch die Verstoffwechslung aktiviert werden.

Die Leber ist somit ein zentrales Organ für die Substratmodifikation im Körper und dient auch als Glucostat, also als Organ welches für die Gluconeogenese, Glycolyse und Glykogensynthese und Glykogenolyse sorgt. Damit hält sie die Glucosekonzentration im Blut aufrecht. Für diese gibt es verschiedene Mechanismen, die allesamt in unterschiedlichen Phasen vorkommen.

7.1. Resorptive Phase

Die Resorptiven Phase ist je nach Verdaulichkeit der aufgenommenen Nahrung zwischen 1 – 2,5 Stunden nach Nahrungsaufnahme und zeichnet sich dadurch aus, dass die Glucosezufuhr, also ihre Resorption aus dem Darmlumen ins Blut, deutlich höher ist als der Glucoseverbrauch des Körpers. Das verursacht eine vorübergehende Hyperglykämie, die dazu führt, dass der Glucoseverbrauch stark stimuliert wird. Die Energieversorgung im Körper läuft deshalb zu 65 % über Glucose, die restlichen 35 % werden gespeichert, wobei ca 25 % für die Glykogensynthese in der Leber, 5 % für die Glykogenspeicherung in der Muskulatur und 5 – 10 % für die Lipogenese im Fettgewebe verwendet werden.

7.2. Postresorptive interdigestive Phase

Bei der postresorptiven interdigestiven Phase unterscheidet sich die Energieversorgung je nachdem ob der Organismus in Ruhe ist oder Arbeit verrichtet.

In Ruhe reichen die Glykogenspeicher der Leber für ungefähr 12 Stunden, wobei nicht alle Speicher verbraucht werden, sondern bereits die Gluconeogenese aus Aminosäuren und Laktat anläuft, wenn die Lipolyse einsetzt auch aus dem dadurch anfallenden Glycerol. Postresorptiv wird in Ruhe der Energiebedarf des Körpers durch je 20 % aus Glucose und Aminosäuren und durch 60 % aus den Fettspeichern gedeckt.

Bei der Verrichtung körperlicher Arbeit wird die nötige Energie zuerst aus den muskeleigenen Glykogenreserven gewonnen. Obwohl die Muskulatur mit 1 % prozentuell gesehen aus viel weniger Glykogen besteht als die Leber mit 6 %, hat sie durch die um einiges größere Masse auch viel mehr Glykogen zur Verfügung. Da sie jedoch bei anaerober Glycolyse viel schneller Glukose verbraucht, reichen die Vorräte je nach Anteil der aeroben Glycolyse an der Arbeit nicht sonderlich lang. In den meisten Fällen kann sich die Muskulatur ca 2 Stunden lang selber versorgen, wird jedoch bereits nach kurzer Zeit durch die Lipolyse komplementiert und sollte die Arbeit länger andauern auch durch die Gluconeogenese der Leber aus Laktat, Glycerol und Aminosäuren.

7.3. Postresorptive nahrungskarente Phase

Bei Nahrungskarenz werden erst die Glykogenreserven der Muskulatur und der Leber aufgebraucht bevor die nötige Energie zur Erhaltung des Organismus ausschließlich aus der Gluconeogenese aus Glycerol und Aminosäuren bezogen wird.

In der Leber werden freie Fettsäuren unvollständig oxidiert wodurch Ketone, genauer gesagt Acetoacetat und β - Hydroxybutyrat, entstehen, die ins Blut gelangen und ebenfalls als Energieträger für die Skelett – und Herzmuskulatur und das Gehirn zur Verfügung stehen. Der Organismus entwickelt dadurch eine sogenannte Ketose, welche auch entgleisen kann, wenn die Konzentration an Ketonkörpern im Blut zu hoch ist.

Während die durchschnittlich angelegten Fettreserven für ca 100 Tage ausreichen, reichen die Proteinquellen „nur" für 75 Tage, wobei ca 25 % des Proteins im Körper zur Verfügung stehen.

7.4. Regulation der Blutglucose
1. Neurogene Regulation

Da Glucose ein universaler Energielieferant ist, muss in Situationen, in denen ein erhöhter Verbrauch zu erwarten ist, auch ausreichend davon zur Verfügung stehen. Dadurch sorgt ein erhöhter Sympathicotonus dafür, dass vermehrt Glucose ins Blut gelangt, um im Falle einer Flucht oder eines Kampfes verbraucht zu werden, wohingegen ein überwiegender Parasympathicotonus den Glucosespiegel senkt und eher dafür sorgt, dass Glucose eingespeichert und somit gespart wird.

2. Endokrine Regulation

Für die endokrine Regulation sind vor allem die Langerhans'schen Inseln des Pankreas zuständig. Diese bestehen aus verschiedenen Zelltypen, wobei für die Glucosehomöostase die A - und B – Zellen interessant sind. A – Zellen produzieren Glukagon und B – Zellen Insulin.

Insulin reguliert den Kohlenhydratstoffwechsel und sorgt dafür, dass sowohl die Glucosekonzentration im Blut nicht zu stark ansteigt, indem Glucose vermehrt in die Zellen aufgenommen und dort als Energielieferant verwendet und in Form von Fett und Glykogen gespeichert wird, als auch die Lipolyse und die Glykogenolyse gehemmt werden.

Glukagon fördert indes die Glykogenolyse, die Gluconeogenese und die Lipolyse, ist also der Gegenspieler von Insulin.

Insulin sorgt also für eine Senkung des Spiegels durch vermehrten Verbrauch und Speicherung, während unter Glucagoneinfluss die Reserven wieder ins Blut abgegeben werden. Wenn die Reserven aufgebraucht sind, gibt die Nebennierenrinde Glucocorticoide ab, welche die Gluconeogenese aus Aminosäuren, Laktat und Glycerol fördert. Hohe Glucagonkonzentrationen bei gleichzeitig niedrigem Insulingehalt aktiviert somit Lipolyse, um aus den anfallenden Glycerinmolekülen wieder Glucose herstellen zu können.

Bei langen Hungerzuständen steigt auch die Blutkonzentration von Wachstumshormon, Somatotropin, aus dem Hypophysenvorderlappen, wodurch verstärkt Fett neben der Muskulatur abgebaut wird und somit der Schwund an Muskulatur in Grenzen gehalten werden kann.

Ein schneller Konzentrationsanstieg der Glucose im Blut wird durch Adrenalinausschüttung aus dem Nebennierenmark bewirkt, wodurch bei erhöhtem Sympathicotonus genügend Energie für eine Flucht oder einen Kampf zur Verfügung steht. Auch Glucocorticoide, also Cortisol und Corticosteron, aus der Nebennierenrinde sorgen für eine erhöhte Gluconeogenese und somit für eine Erhöhung des Blutglucosespiegels. Dafür wird vor allem Muskulatur abgebaut, es wird jedoch auch die Glucoseaufnahme in die Zellen behindert.

3. Besonderheiten beim Wiederkäuer

Beim Wiederkäuer sind kurzkettige Fettsäuren für die Energieversorgung besonders wichtig, weil Glucose nur in sehr geringen Mengen ins Blut gelangt, da Kohlenhydrate größtenteils im Vormagen durch Bakterien abgebaut werden. Daher hat die eigene Glucoseproduktion einen sehr hohen Stellenwert, schließlich muss sie bis zu 100 % des Bedarfs decken, und die Freisetzung von Insulin wird durch niedrige Konzentration der kurzkettigen Fettsäuren im Blut ausgelöst. Es bewirkt eine vermehrte Gluconeogenese und Lipolyse.

Durch die geringe Resorption aus dem Darm muss die Leber praktisch durchgehend Glucose erzeugen, egal ob sich der Wiederkäuer gerade in einer resorptiven oder postresorptiven Phase befindet. Dafür verwendet sie bevorzugt Propionat, Acetat und Butyrat werden hingegen eher für die Fettsynthese in Adipocyten, der Milchdrüse und der Leber verwendet.

Eine weitere Besonderheit ist, dass Wiederkäuer eine sogenannte „Glucosesparstrategie" haben, indem sie durch Absenkung der Glucosekonzentration die Metabolisierung von kurzkettigen Fettsäuren durch periphere Gewebe begünstigen. Die Leber kann außerdem keine Glucose aufnehmen und verstoffwechseln, weil ihr die dafür nötige Glucokinase fehlt.

8. Innervation des Verdauungstraktes

Jeder relevante Vorgang im Verdauungstrakt wird nerval beeinflusst, wie beispielsweise die Sekretion, die Motorik und die Durchblutung einzelner Areale. Die Innervation erfolgt über das vegetative Nervensystem, vor allem über das enterische Nervensystem, welches vom Parasympathicus und Sympathicus reguliert wird.

8.1. Enterisches Nervensystem

Das enterische Nervensystem wird als „Bauchgehirn" bezeichnet, da die Gesamtzahl seiner Neurone mehrere 10 – 100 Millionen beträgt, was ungefähr der Anzahl der Nervenzellen im Rückenmark entspricht. Es arbeitet autonom und wird in 2 Systeme unterteilt, den Plexus myentericus und den Plexus submucosus.

Wie die Namen schon sagen, liegt der Plexus myentericus zwischen der Längs – und Zirkulärmuskulatur und kontrolliert die Aktivität der Muskulatur, den Muskeltonus und den Rhythmus der Kontraktionen.

Der Plexus submucosus befindet sich dagegen zwischen der Mucosa und der Zirkulärmuskulatur und steuert die Funktionen der Mucosa, also hauptsächlich Sekretion und Resorption.

Die Durchblutung der betroffenen Darmabschnitte wird jedoch von beiden Plexus reguliert.

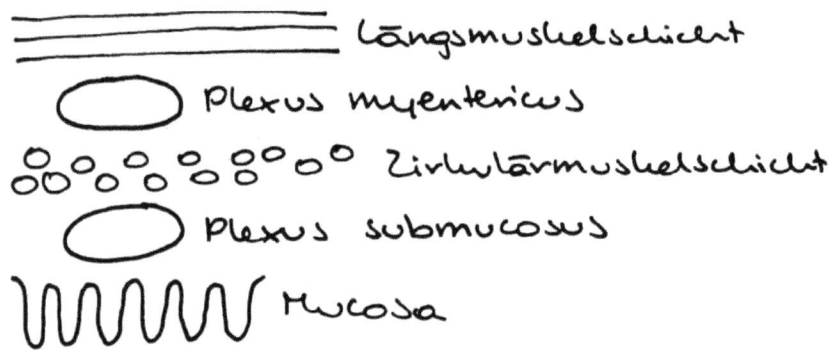

Die beiden Plexus arbeiten selbstständig, sind allerdings aufeinander abgestimmt. Zum Beispiel werden Elektrolyte und somit Wasser sezerniert bevor die Muskulatur kontrahiert. Um die beiden Plexus koordinieren zu können, gibt es verschiedene Zelltypen. Einerseits hat man sensorische Neurone, welche die Informationen über den Zustand des Organs aufnehmen und weiterleiten, dann gibt es Interneurone und Motoneurone, um Befehle an die Zielzellen zu leiten. Die verschiedenen Mechanismen, die mit diesem System aktiviert oder gehemmt werden, sind Teil einer Vielzahl an Reflexen, die je nach Stimulus in Verwendung kommen. Dieses System ermöglicht, dass auch ein isoliertes Organ seine Funktion erfüllen kann.

1. Sensorische Neurone

Man geht davon aus, dass sensorische Neurone zum Teil selbst als Sensor arbeiten, ein gewisser Anteil von ihnen jedoch die Reize von anderen Zellen bekommt. Beispielsweise reagieren enterochromaffine Zellen (gewebshormonproduzierende Zellen im Epithel) bei chemischer oder mechanischer Reizung mit Serotoninsekretion, was afferente enterische Neurone aktiviert.

Der Großteil der sensorischen Neurone besteht aus Mechanorezeptoren und leitet die Informationen über Wandspannung, intraluminale Drücke oder Volumensänderungen weiter oder arbeitet als Chemorezeptor und reagiert auf bestimmte Nährstoffe, Osmolarität oder den pH – Wert im Lumen.

Die meisten sensorischen Nerven des enterischen Nervensystems leiten Signale an andere enterische Neurone, ein paar ziehen allerdings zu den sympathischen Bauchganglien bzw. zum Zentralnervensystem.

2. Interneurone

Interneurone dienen der Kommunikation zwischen den sensorischen Neuronen und Motoneuronen des enterischen Nervensystems, verarbeiten Signale und aktivieren oder hemmen verschiedene Reflexe. Dadurch arbeiten sie auch für vom Gehirn kommenden Signale.

3. Motoneurone

Motoneurone stellen den efferenten Schenkel der Reizweiterleitung des enterischen Nervensystems dar. Als solches erhalten sie Reize durch Interneurone, wobei bei der Umschaltung hauptsächlich Acetylcholin und Neuropeptide verwendet werden.

Innerhalb der Motoneurone unterscheidet man Muskel -, Sekreto – und Vaso – Motoneurone.

1. Muskel – Motoneurone

Muskel – Motoneuron liegen primär im Plexus Myentericus und erregen glatte Muskelzellen durch die Ausschüttung von Acetylcholin, welches an M_3 – Rezeptoren andockt. Acetylcholin wird jedoch sehr schnell wieder durch die Acetylcholinesterase im synaptischen Spalt gespalten.

Wenn über einen längeren Zeitraum Aktionspotentiale an der Präsynapse ankommen wird zusätzlich auch Substanz P in den synaptischen Spalt geschleust. Substanz P bewirkt vor allem eine länger anhaltende Erhöhung des Muskeltonus.

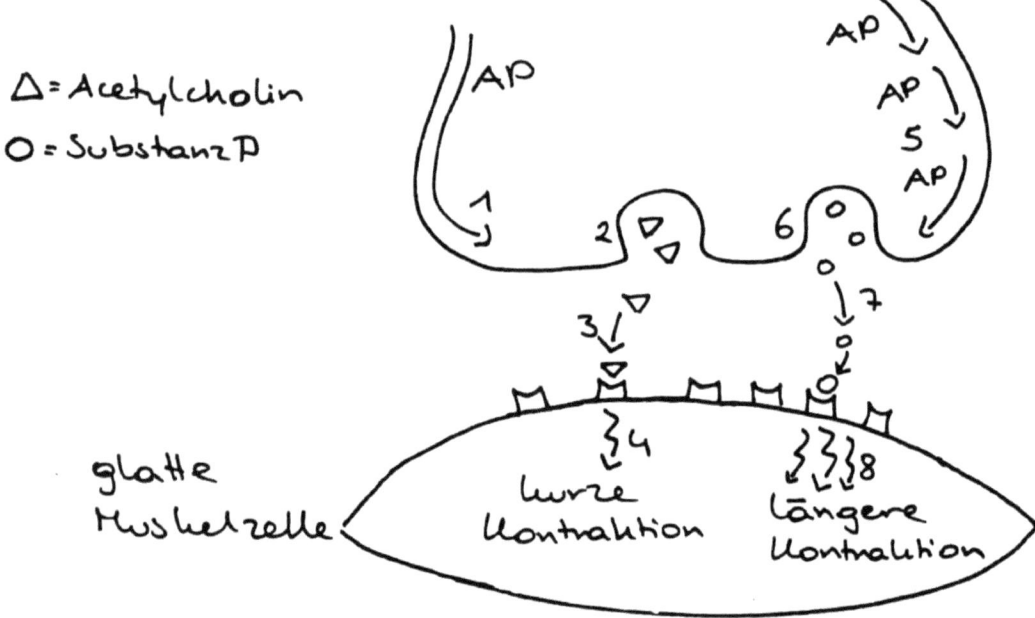

Muskel - Motoneurone können aber auch hemmend auf die Muskelzellen einwirken, indem sie Stickoxid (NO, Stickstoffmonoxid), VIP (Vasoaktives

Intestinales Peptid), Adenosintriphosphat (ATP) oder PACAP (Pituitary Adenylate – Cyclase Activating Peptide) als Transmitter verwenden.

Wenn ein hemmendes Motoneuron durch Interneurone aktiviert wird, wird zuerst NO freigesetzt, wodurch eine schnelle, kurz dauernde Relaxation der glatten Muskelzellen ausgelöst wird. Wenn mehrere Aktionspotentiale an der Präsynapse ankommen wird zusätzlich VIP ausgeschüttet, um Muskelkontraktionen länger zu hemmen.

Dieser Mechanismus wird als NANC – Hemmung bezeichnet, nicht – adrenerg, nicht cholinerg, da weder Noradrenalin noch Acetylcholin direkt beteiligt sind.

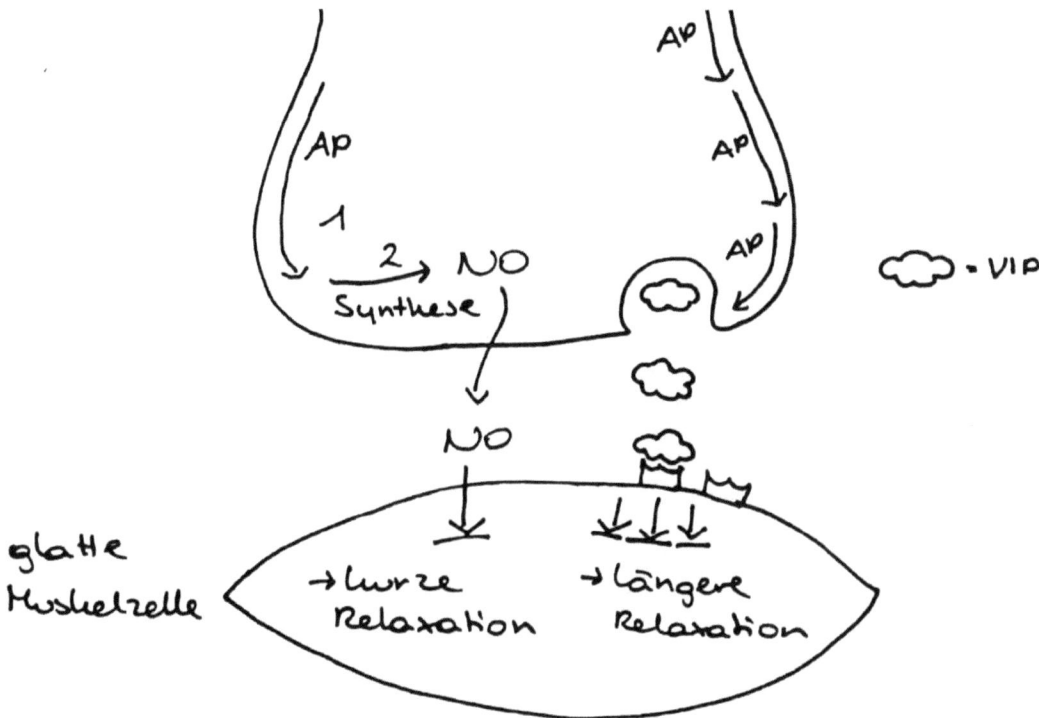

2. Sekreto – Motoneurone

Die meisten Sekreto – Motoneurone wirken aktivierend auf die Sekretionsprozesse des Epithels und verwenden hierfür Acetylcholin, Substanz P und VIP als Transmitter. Die wenigen hemmenden Sekreto – Motoneurone verwenden Somatostatin oder Neuropeptid Y.

Sekreto – Motoneurone befinden sich vor allem im Plexus submucosus.

3. Vaso - Motoneurone

Vaso – Motoneurone beeinflussen die Durchblutung des Darms und verwenden zur Durchblutungsförderung ebenfalls Acetylcholin und VIP.

Vaso – Motoneurone befinden sich in beiden Plexus.

4. Reflexe des enterischen Nervensystems
1. Muskelreflexe – peristaltischer Reflex

Der peristaltische Reflex ist der wichtigste Muskelreflex des enterischen Nervensystems und wird auch als „Gesetz des Darmes" bezeichnet. Er ist dafür verantwortlich, dass die peristaltischen Bewegungen von oral nach aboral ablaufen und somit der Darminhalt koordiniert passagieren kann.

Der peristaltische Reflex basiert darauf, dass durch den Darminhalt Dehnungssensoren von mechanosensitiven Neuronen gereizt werden und somit einen Reflexbogen aktivieren, welcher dafür sorgt, dass oral des Stimulus die Ringmuskulatur kontrahiert und sie aboral davon erschlafft. Die darin einbezogenen efferenten Neuronen sind so angeordnet, dass oral des Sensors auf aktivierende Motoneurone und aboral davon auf hemmende umgeschalten wird. Da die Reflexkreise nur wenige Zentimeter betreffen, ergeben sich peristaltische Bewegungen aus einer Vielzahl nacheinander ablaufenden peristaltischen Reflexen.

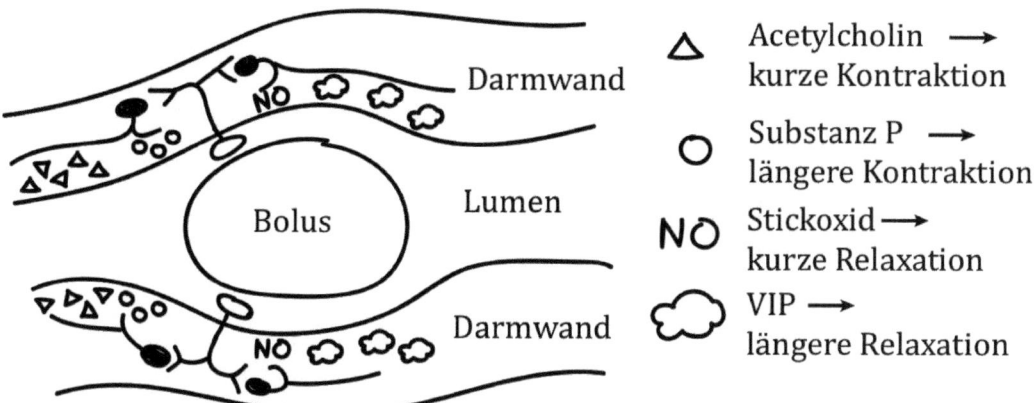

Normalerweise werden peristaltische Reflexe durch die Dehnung der Darmwand ausgelöst. Allerdings gibt es auch die Möglichkeit, dass sie über Chemosensoren bei Kontakt mit Säure oder Nährstoffen, wie Aminosäuren oder Fettsäuren aktiviert werden.

Vorherrschend sind vor allem hemmende Einflüsse, die Darmmotorik wird also durchgehend reduziert, wodurch zum einen die Gefahr eines Spasmus verringert ist und zum anderen die Motilität erhöht werden kann, indem die hemmenden Signale abgeschwächt werden oder aufhören.

2. Mucosareflexe

Mucosareflexe aktivieren oder hemmen die sekretorische Funktion der Mucosa, wobei für eine Aktivierung die Transmitter Acetylcholin und VIP ausgeschüttet werden, wohingegen eine Hemmung durch Neuropeptid Y und Somatostatin ausgelöst werden kann.

Sekreto – Motoneurone werden über verschiedene Mechanismen aktiviert, zum Beispiel durch die Ausschüttung von Histamin und Prostaglandinen durch Zellen der Lamina propria bei Entzündungen oder von Serotonin und Guanylin durch Epithelzellen.

3. Interaktion mit dem Immunsystem

Das enterische Immunsystem arbeitet eng mit dem enterischen Nervensystem zusammen, indem es Muskel – bzw. Mucosareflexe aktiviert. Bindet ein Antigen an eine immunkompetente Zelle, schüttet diese Histamin, Prostaglandine oder Leukotriene aus, die einerseits direkt pro – sekretorisch auf Epithelzellen wirken und andererseits Sekreto – Motoneurone aktivieren. Diese aktivieren daraufhin ebenfalls das Darmepithel, wodurch die Wirkung der Immunzellaktivierung potenziert wird. Außerdem werden Muskel – Motoneurone aktiviert, welche motilitätssteigernd wirken.

Durch die gesteigerte Sekretion werden beispielsweise Toxine stark verdünnt und durch die gesteigerte Motilität erfolgt die Darmpassage schneller als gewöhnlich.

8.2. Beeinflussung durch das vegetative Nervensystem

Um die Aktivität des Verdauungstraktes an die Bedürfnisse und die jeweilige Situation des Körpers anzupassen, ist eine Überwachung durch das Zentralnervensystem notwendig. Dieses erhält über viscerale Afferenzen Informationen über den Zustand des Magen – Darm – Trakts und sendet über parasympathische und sympathische Fasern Befehle zurück. Ihre Anzahl ist – verglichen zu der von intrinsischen Nerven jedoch relativ gering, was darauf zurückzuführen ist, dass das enterische Nervensystem darauf ausgelegt ist immer nur wenige cm des Verdauungstraktes auf einmal zu koordinieren, während das extrinsische System längere Abschnitten grob beeinflusst. Es sorgt beispielsweise für die Entspannung des Magenfundus während des Schluckens oder löst den Brechreflex aus. Dabei wäre es unnötig einzelne Zellen anzusteuern, wie es das enterische Nervensystem tut.

Das vegetative Nervensystem übernimmt also die groben Einstellungen und bestimmt die Grundaktivität, während das enterische für die Feinabstimmung sorgt.

1. viscerale Afferenzen

Visceralen Afferenzen haben ihre peripheren Enden in der Epithelschicht und in der Muskulatur und können dadurch Informationen bezüglich Nährstoffkonzentration, pH – Wert, Osmolarität und Wandspannung an das ZNS senden, welches vor allem mechanische Vorgänge im Vormagensystem, Magen und Rectum reguliert. Durch die Information über die Wandspannung und die Nährstoffkonzentration reguliert das ZNS die Motorik derart, dass der Weitertransport des Nahrungsbreis auf die Resorptionsrate der Nährstoffe abgestimmt ist.

2. Parasympathicus

Die Innervation durch den Parasympathicus läuft über Fasern des N. vagus, allerdings ziehen davon nur wenige tausend zum Gastrointestinaltrakt, wodurch er nicht genügend zur Verfügung hat, um die Muskulatur oder die Mucosa selbst ausreichend zu versorgen. Dadurch verwendet der Parasympathicus enterische Neuronen, die dann die Information zu den Effektoren leiten.

Auf die Sekreto – Motoneurone wirkt das parasympathische System aktivierend, da es Acetylcholin ausschüttet, welches generell im GI – Trakt aktivierende Wirkung hat. Dieses bindet an nicotinerge Rezeptoren der enterischen Neurone und fördert somit die Sekretion in den von ihnen innervierten Arealen.

Auf die Muskel – Motoneuronen kann der N. vagus hemmende oder erregende Wirkung haben, da einige Fasern hemmende Motoneurone aktivieren, andere dagegen erregende. Die Muskelzellen werden dann durch die Ausschüttung von

Acetylcholin aktiviert und kontrahieren, durch die Ausschüttung von NO oder VIP jedoch gehemmt, woraufhin sie relaxieren. Die Hemmung von glatten Muskelzellen ist vor allem für Vorgänge wie der Füllung des Magens wichtig.

Während Monogastrier kaum Probleme haben, wenn das parasympathische System komplett ausfällt, können Wiederkäuer wegen der starken Abhängigkeit der Vormagenmotorik vom Parasympathicus nicht darauf verzichten.

3. Sympathicus

Der Sympathicus verwendet ebenfalls enterische Neurone, um seine Wirkung auf das gesamte Verdauungssystem zu entfalten und innerviert sie damit, genau wie der Parasympathicus, nur indirekt. Die Blutgefäße bilden allerdings eine Ausnahme, sie werden direkt innerviert.

Das sympathische System wirkt auf den gesamten GI – Trakt hemmend, sowohl auf die Sekretion, als auch auf die Motorik. Einzig die Sphincteren werden unter seinem Einfluss kontrahiert, was jedoch nur dazu beiträgt das Organsystem stillzulegen, da beispielsweise die Magenentleerung in das Duodenum bei geschlossenem Sphincter nicht stattfinden kann.

Der verwendete Transmitter ist Noradrenalin, welches an α_2 – Rezeptoren andockt. Im Plexus myentericus wird dadurch vor allem die Präsynapse gehemmt, wodurch die Ausschüttung von Acetylcholin blockiert wird. Davon sind nicht nur interneurale Synapsen betroffen, sondern auch neuromuskuläre Endigungen. Das hat zur Folge, dass die Aktivierung der Muskulatur durch die enterischen Nerven ausfällt. Hemmende Motoneurone werden nicht vom Sympathicus beeinflusst.

Im Plexus submucosus findet man α_2 – Rezeptoren auf erregenden Sekreto – Motoneuronen, welche nach Signaleingang hyperpolarisieren.

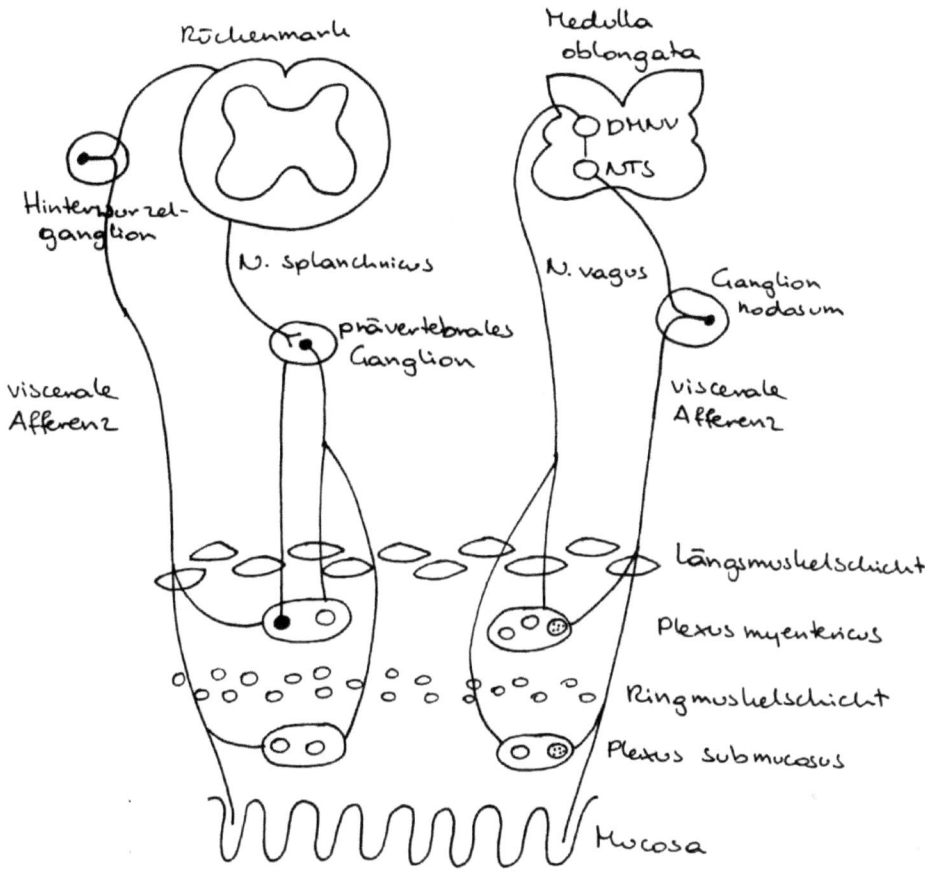

○ Motoneuron v enterischen NS
⊙ sensorisches Neuron
● Interneuron zu vegetativem NS (intestinofugales Neuron)
DMNV... dorsaler Motor-Nucleus des N. vagus
NTS... Nucleus tractus solitarius

9. Motorik des Verdauungstrakts

9.1. Vormagenmotorik

Eine Voraussetzung für effiziente mikrobielle Fermentation ist eine ständige Durchmischung des Nahrungsbreis im Reticulorumen. Dadurch wird auch die Abgabe der Pansengase durch den Ruktus ermöglicht und der Weitertransport der Ingesta läuft geregelt ab. Die Kontraktion der glatten Muskulatur in der Vormagenwand wäre allein nicht ausreichend, folglich ist die Aktivität der Pansenpfeiler nötig, um die Ingesta umzuwälzen.

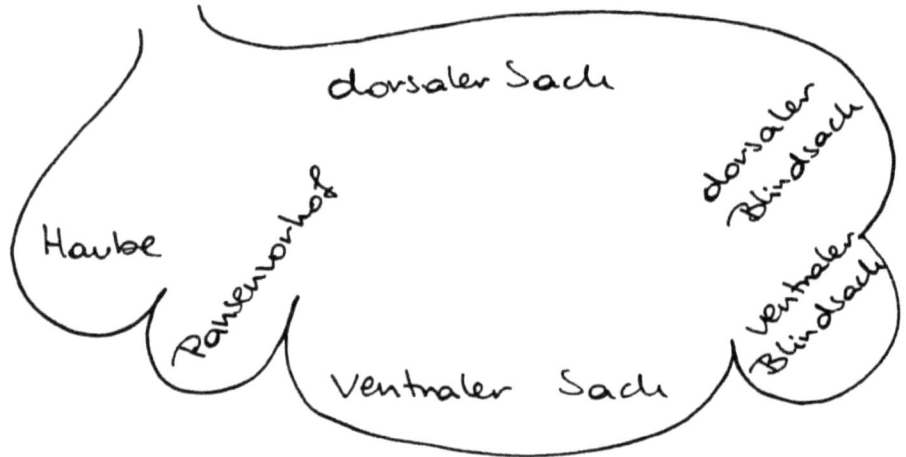

1. Reticulorumen

Die Motorik im Reticulorumen ist sehr regelmäßig und stereotyp und in den A – Zyklus, oder primären Zyklus, und den B – Zyklus, oder sekundären Zyklus, eingeteilt werden.

A – Zyklen beginnen mit 2 starken Kontraktionen der Haube. Die erste davon verkleinert die Haube bis auf ca die Hälfte ihrer normalen Größe, die zweite lässt das Lumen komplett verschwinden. Dazwischen liegt eine teilweise Relaxation.

Anschließend kontrahiert sich der Pansenvorhof und bewegt sich dabei nach dorsal. Als nächstes läuft eine Kontraktion von cranial nach caudal über den dorsalen Pansensack, wobei sich gleichzeitig die Pansenpfeiler ringförmig nach dorsal kontrahieren. Danach läuft ebenfalls eine von cranial nach caudal ziehende Kontraktion über den ventralen Pansensack, die Pansenpfeiler ziehen sich ringförmig zusammen und bewegen sich anschließend abwärts. Anschließend kontrahiert der ventrale Blindsack.

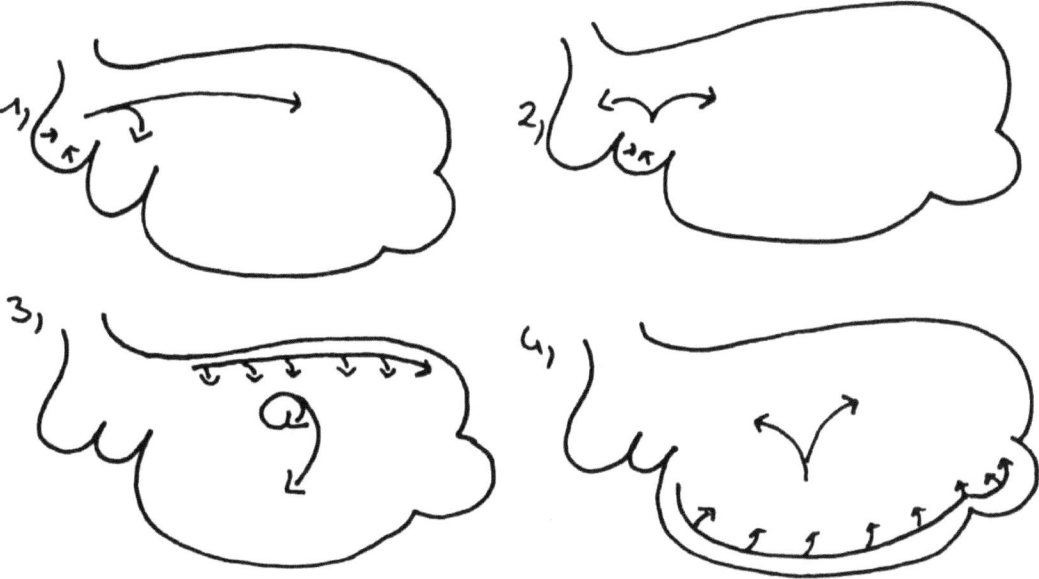

Durch die Haubenkontraktionen werden große Partikel nach caudo – dorsal bewegt, während Flüssigkeit in den Pansenvorhof abfließen kann. Sobald die Haube maximal kontrahiert ist, öffnet sich die Hauben – Psalter – Öffnung, der Psalterkanal weitet sich und fein zerkleinerte Nahrung kann in den Psalter abfließen.

Die Kontraktion des Pansenvorhofs bewirkt, dass die Haube zum Teil wieder gefüllt wird. Durch die dorsale Pansensackkontraktion wird das Futter umgewälzt, kleine Partikel nach ventral gepresst und die Gasblase nach cranial geschoben, auch wenn nur selten ein Ruktus im A – Zyklus erfolgt. Die anschließende Kontraktion des ventralen Pansensacks befördert Flüssigkeit und kleine Partikel nach dorsal und somit in den Pansenvorhof.

Während der B - Zyklen kontrahieren sich der ventrale Blindsack, gefolgt vom dorsalen und am Ende auch vom ventralen Pansensack. Somit sind der Pansenvorhof und das Retikulum nicht betroffen.

Die Pansenmotorik kann auskultatorisch festgestellt werden. Es sollten mindestens 3 Kontraktionen in 2 Minuten festgestellt werden, wobei A - und B - Zyklen nicht zu unterscheiden sind. Das Geräusch wird von manchen Autoren mit Donnergrollen verglichen.

Regulation der Hauben – Pansen – Motorik
Die Motorik wird über einen Reflexbogen beeinflusst, welcher aus Rezeptoren in der Maulhöhle, der Vormagenwand, im Labmagen und Duodenum, afferenten und efferenten Nervenfasern, welche größtenteils im N. vagus mitlaufen, einem Magenzentrum in der Medulla oblongata und der glatten Muskulatur der Vormagenwand als Erfolgsorgan besteht. Vor allem die Rezeptoren in der Wand des Reticulorumens sind wichtig für dessen Regulation der Motorik. Es befinden sich in der glatten Muskulatur und der Serosa Spannungsrezeptoren, welche auf Dehnungsreize reagieren, und direkt unter der Basalmembran epitheliale Rezeptoren, welche einerseits ebenfalls durch Dehnung, andererseits durch Änderungen der SCFA - Konzentration gereizt werden. Somit sind die Art, Menge und Textur des Futters wichtige Einflussfaktoren.

Durch starke Dehnung und Anstieg der Konzentration der kurzkettigen Fettsäuren im Vormagen wird die Frequenz und die Stärke der Zyklen gedämpft, genauso wie durch Schmerz, Fieber, Sättigung oder Schlaf. Des Weiteren führen

Dehnung und hoher pH – Wert im Labmagen und niedriger pH – Wert im Duodenum zur Hemmung des Magenzentrums in der Medulla oblongata.

Bei mäßiger Dehnung der Vormägen, niedrigem pH – Wert des Labmagens, Futteraufnahme, niedriger Umgebungstemperatur oder Melken steigt die Frequenz und die Stärke der Zyklen an. Bei niedrigen Umgebungstemperaturen konnten Änderungen in der Dauer, der Amplitude der Peristaltik, nicht jedoch in der Frequenz nachgewiesen werden. Durch verlängerte Dauer und erhöhte Amplitude bei kalter Umgebung wird dadurch die Passagezeit des Futters durch den Pansen verkürzt.

Für die Motorik des Reticulorumens ist vor allem das zentrale Nervensystem bedeutend, das enterische Nervensystem spielt hier nur eine geringe Rolle.

2. Motorik des Psalters

Betrachtet man die Motorik des Psalters so kann man zwischen dem Psalterkanal und dem Psalterkörper unterscheiden. Der Psalterkanal ist in seiner Bewegung auf die Haube abgestimmt. Während der Maximalkontraktion der Haube öffnet sich der Psalterkanal und saugt Ingesta daraus an, weshalb dieser Vorgang als „Saugphase" bezeichnet wird. Danach schließt sich die Hauben – Psalter – Öffnung wieder und es folgt die „Druckphase", während der sich der Psalterkanal kontrahiert, wodurch der Nahrungsbrei zwischen die Blätter gepresst werden. Nach einigen Sekunden Pause kontrahiert der Psalterkörper von oral nach aboral und transportiert so die Ingesta in Richtung Labmagen.

Die Regulation der Motorik läuft vor allem lokal über das enterische Nervensystem und auch über den N. vagus.

3. Schichtung im Reticulorumen

Aufgrund der Futterbeschaffenheit und der Vormagenmotorik findet im Pansen eine ausgeprägte Schichtung statt. Die frisch aufgenommenen, nur grob zerteilten Partikel bildet eine dicke, dafür locker strukturierte Matte im dorsalen Pansensack. Oberhalb davon sammelt sich die Gasblase. Mit jedem Wiederkauen verringert sich die Größe der Futterpartikel, bis sie klein genug sind, um in den ventralen Pansensack abzusinken. Dort schwimmen sie im so genannten „Pansensee", bis sie durch die Motorik zuerst in den Pansenvorhof und von dort in die Haube und in den Psalter transportiert werden.

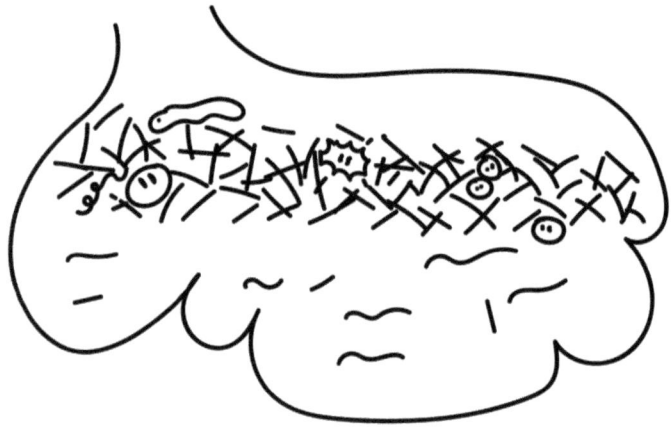

Wie lange die einzelnen Partikel im Pansen bleiben, bis sie klein genug sind, um in den nächsten Abschnitt des Verdauungstrakts zu gelangen, hängt von ihrer Größe, aber auch von der Abbaubarkeit durch Mikroorganismen ab. Im Schnitt bleiben Futterpartikel zwischen 18 und 72 h im Pansen, Flüssigkeiten jedoch nur ca 12 h.

4. Wiederkauen

Das Wiederkauen oder die Rejektion ist ein wichtiger Vorgang beim physiologischen Ablauf der Verdauung der Ruminantier. Im Zuge dessen werden

Futterpartikel weiter zerkleinert, weshalb sich insgesamt die Oberfläche vergrößert und die mikrobielle Besiedelung und dadurch auch der Abbau effektiver ablaufen können. Weiters wird durch kleinere Partikel die Ingestapassage erleichtert. Außerdem wird die Bildung von Speichel vermehrt angeregt und somit durch dessen Pufferkapazität auch das Milieu im Pansen entscheidend beeinflusst.

Die Reizung der epithelialen Rezeptoren von Haube und Pansenvorhof durch grobe Futterpartikel werden entsprechende Signale an das Wiederkauzentrum in der Medulla oblongata geleitet. Anschließend kontrahiert die Haube („Rejektionskontraktion"), wodurch der Nahrungsbrei unter die Cardia gehoben wird. Gleichzeitig öffnet sich deren unterer Sphincter und der Bolus wird durch eine Inspiration bei geschlossenem weichen Gaumen angesaugt. Sobald sich der Bolus im Ösophagus befindet läuft eine antiperistaltische Kontraktion ab, die ihn in die Maulhöhle befördert.

In der Maulhöhle wird der Bolus mit der Zunge am harten Gaumen ausgepresst, die Flüssigkeit wird sofort abgeschluckt, die festen Bestandteile werden nochmals gekaut und anschließend abgeschluckt.

Wiederkauen läuft vor allem in Ruhe ab, während die Tiere dösen, und kann durch Aufregung, Stress, Schmerzen oder Erkrankungen gehemmt werden. Somit ist es ein guter Indikator für die Gesundheit und das Wohlbefinden des Tieres.

5. Ruktus

Durch die mikrobielle Fermentation entstehen große Mengen an Gas, die sich im dorsalen Pansensack zu einer Gasblase sammeln. Etwa 1 – 2 Mal pro Minute wird ein Ruktus ausgelöst, um Gas „abzulassen".

Durch die Kontraktion des dorsalen Pansensacks im B – Zyklus wird die Gasblase nach cranial vor die Cardia geschoben und diese über einen Reflex geöffnet. Gas strömt in den Ösophagus und wird von einer antiperistaltischen Kontraktion oral befördert. Es kann jedoch nicht sofort abgeatmet werden, da Nasen – Rachen – Raum und Maul geschlossen sind, somit strömt es zunächst in die Lunge, wo ein Teil des CO_2 resorbiert wird.

6. Haubenrinnenreflex

Der Schlundrinnen – oder Haubenrinnenreflex sorgt bei jungen Wiederkäuern, solange sie noch gesäugt werden, dafür, dass die Milch nicht in das Vormagensystem gelangt, sondern direkt in den Labmagen fließt, wo sie verdaut werden kann.

Ausgelöst wird dieser Reflex durch die Reizung von Chemorezeptoren in der Maulhöhle und dem Pharynx durch Milch. Darauf folgt die reflektorische Drehung der Haubenlippen und die Relaxation der Hauben – Psalter – Öffnung sowie des Psalterkanals. Damit wird ein funktioneller Bypass zwischen Ösophagus und Labmagen geschaffen und die Milch umgeht das Vormagensystem.

Dadurch sind juvenile Wiederkäuer funktionelle Monogastrier. Bei unphysiologischen Haltungs – und Fütterungsmethoden kann dieser Reflex teilweise oder vollständig ausfallen, sodass das Jungtier zu einem „Pansensäufer" wird. Das bedeutet, dass ein Teil der Milch in den noch unentwickelten Pansen gelangt und das Tier eine akute oder chronische Verdauungsstörung entwickelt.

9.2. Motorik des Magens bzw. Labmagens

Der Labmagen der Wiederkäuer entspricht dem Magen der Monogastrier und verfügt über große Falten im Fundusbereich, um bei Kontraktion den Rückfluss in den Psalter zu verhindern. Er weist jedoch einige Besonderheiten auf. Der Corpus des Labmagens bewegt sich kaum und es besteht ein durchgehender Fluss von Nahrung aus dem Vormagen hinein.

Der Magen wird aus der Sicht der Motorik in den Magenspeicher, bestehend aus Fundus und Magenkörper, und die Magenpumpe, also den distalen Magenkörper und das Antrum, eingeteilt.

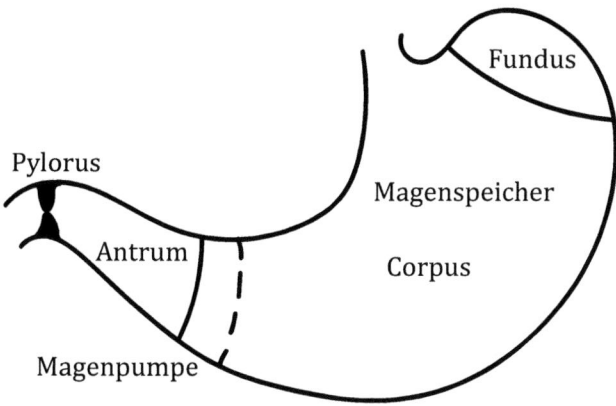

1. Magenspeicher

Der Magenspeicher hat die Funktion durch reflektorische Erschlaffung der Muskulatur genügend Volumen für die aufgenommene Nahrung zu bieten. Dabei unterscheidet man die rezeptive, die adaptive und die Feedback – Relaxation.

Die rezeptive Relaxation wird durch Stimulation von Mechanorezeptoren in der Mundhöhle und im Pharynx ausgelöst und ist eine kurze Entspannung der Muskulatur zur Vorbereitung auf die Aufnahme der Nahrung.

Die adaptive Relaxation wird durch Spannungssensoren in der Magenwand ausgelöst und sorgt dafür, dass der Nahrungsbrei so lange im Magen bleibt, bis er ausreichend verflüssigt wurde.

Die Feedback – Relaxation ist eine Steuerung durch den Dünndarm und wird somit bei der Regulation der Magenmotorik durch den Darm besprochen.

Der Speicher kann anschließend durch 2 Mechanismen wieder entleert werden, zum einen durch tonische Kontraktion des gesamten Speichers, zum anderen durch peristaltische Wellen mit geringer Einschnürtiefe, die somit nur die oberflächlichen Schichten des Nahrungsbreis bewegt.

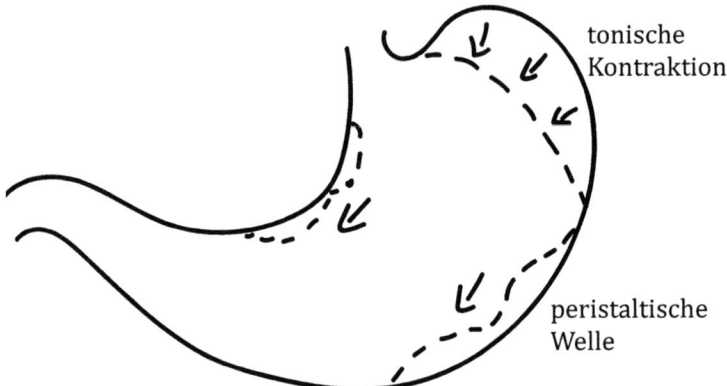

Alle Bewegungsarten werden über Vagusfasern vermittelt. Jedoch innerviert er die Muskelzellen nicht direkt, sondern gibt die Signale an erregende oder hemmende Neuronen des enterischen Nervensystems weiter, wodurch bedeutend weniger Vagusfasern benötigt werden. Die erregenden Neuronen vermitteln die Information mittels Acetylcholin, die hemmenden durch NO, VIP oder ATP.

2. Magenpumpe

In der Wand des Magens und Dünndarms befinden sich „interstitielle Zellen nach Cajal" (IZC), welche ein Netzwerk bilden und ein Schrittmacherpotential erzeugen. Dadurch werden Potentialschwankungen in der glatten Muskulatur hervorgerufen, die als slow waves bezeichnet werden. Sie beginnen in der Mitte des Magenkörpers und breiten sich aboral über den Pylorus aus, lösen aber alleine noch keine Peristaltik aus. Dazu benötigt es die Aktivierung von Mechanorezeptoren in der Mundhöhle und Dehnungsrezeptoren in der Magenwand und die dadurch verbundene Ausschüttung von Acetylcholin. Acetylcholin bindet an Rezeptoren der glatten Muskelzellen und löst einen Einstrom von Ca^{2+} aus, wodurch die elektromechanische Kopplung stattfinden kann.

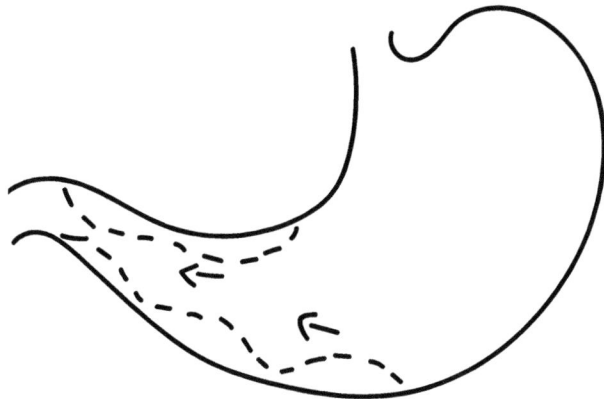

Die peristaltischen Wellen sind im Bereich des Magenkörpers schwach, werden jedoch Richtung Pylorus kräftiger. Dadurch kann das Antrum entleert werden, wobei 3 sich zyklisch wiederholende Phasen unterschieden werden.

1. Phase des Vorschubs
In der Phase des Vorschubs läuft die peristaltische über das proximale Antrum, wodurch Chymus ins distale Antrum geschoben wird.

2. Phase der Entleerung und Durchmischung
Sobald die peristaltische Welle die Mitte des Antrums erreicht hat, öffnet sich der Pylorus und die Kontraktionen im Duodenum werden gehemmt. Da die peristaltische Welle noch relativ weit vom Pylorus entfernt ist, wird der Mageninhalt nicht in den Dünndarm gepresst, sondern es fließt Flüssigkeit mit darin gelösten kleinen Partikeln aus dem Magen, während die größeren Partikel darin bleiben. Daher spricht man von einer Siebwirkung.

Die peristaltische Welle verschließt das mittlere Antrum nicht vollständig, wodurch ein Teil des Nahrungsbreis wieder in das proximale Antrum zurückgepresst wird.

3. Phase der Rücktreibung und Zerkleinerung

Die peristaltische Welle erreicht das distale Antrum, der Pylorus ist jedoch wieder geschlossen, wodurch der Chymus düsenartig ins mittlere Antrum zurückströmt. Dies bewirkt eine kräftige Durchmischung und auch eine Zerkleinerung von Partikeln.

Rohfaserhaltige Pflanzenteile können nur unzureichend zerkleinert werden, daher wird viel Magensaft gebildet, um sie hinauszuspülen.

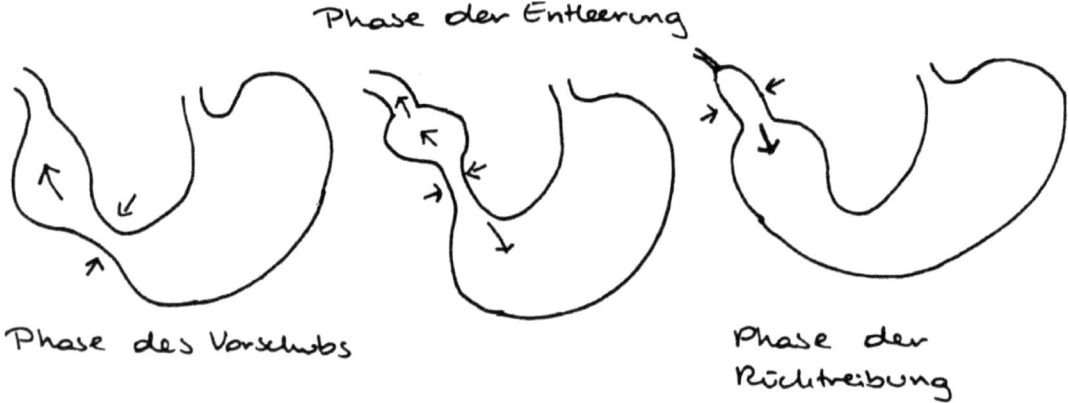

Damit die slow waves nicht auf das Duodenum übergehen können, wirkt der Pylorus wie ein elektrischer Isolator. Die Schrittmacherpotentiale des Duodenums außerdem frequenter, wodurch es sich mit dem Magen koordinieren muss, damit eine effektive Entladung des Antrums stattfinden kann. Während das mittlere Antrum kontrahiert, ist das Duodenum stillgelegt. Erst nachdem der Pylorus geschlossen hat, beginnt seine Peristaltik wieder. Dieser Mechanismus wird als die antro – duodenale Koordination bezeichnet.

3. Magenentleerung

Die Entleerungsgeschwindigkeit des Magens ist von der Relaxation des Magenspeichers, der Einschnürtiefe der peristaltischen Wellen, der Weite des Pylorus, der Erschlaffung des Duodenums und seiner peristaltischen Wellen abhängig.

Eine langsame Magenentleerung findet statt, wenn der Magenspeicher relaxiert ist, die peristaltischen Wellen im Magenkörper schwach sind, das mittlere Antrum nur geringgradig kontrahiert, der Pylorus sich währenddessen nur wenig öffnet und das Duodenum entweder durch schwache Relaxation oder durch noch nicht weitertransportierten Chymus Widerstand leistet.

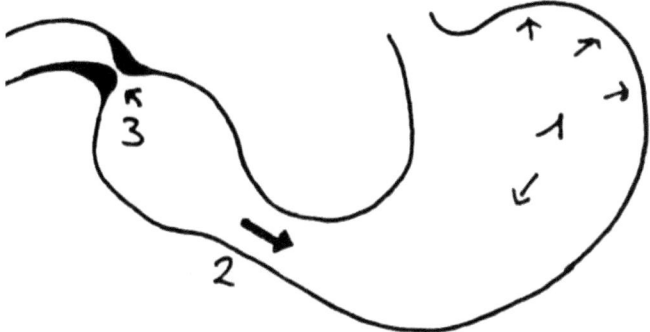

Eine schnelle Magenentleerung setzt tonische Kontraktion des Magenspeichers voraus, genauso wie starke Peristaltik im Magenkörper. Eine starke Kontraktion des mittleren Antrums bewirkt gemeinsam mit einem weit geöffneten Pylorus, dass viel Flüssigkeit ins Duodenum gelangt. Dieses muss allerdings auch stark relaxiert sein, um möglichst wenig Widerstand gegen die Füllung zu leisten. Je schneller es danach jedoch den Chymus weiter nach aboral transportiert, desto besser kann bei der nächsten peristaltischen Welle wieder Inhalt aus dem Magen herausfließen.

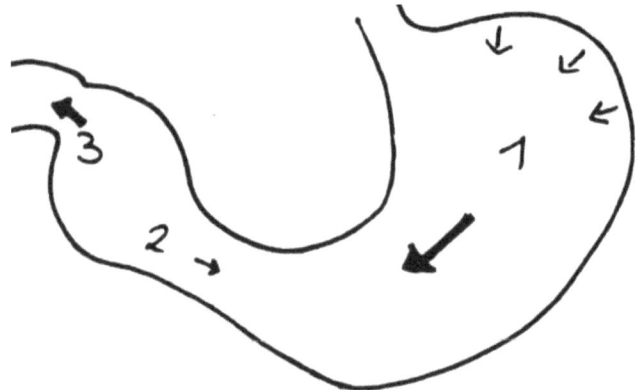

Reguliert wird die Magenmotorik einerseits durch den Magen selbst, andererseits auch durch den Darm.

1. Regulation durch den Magen

Bei der Aufnahme von Flüssigkeit beginnt der Magen sofort damit sich zu entleeren, je fester der Nahrungsbrei jedoch ist, desto langsamer ist die Entleerungsrate. Zum einen ist das dadurch bedingt, dass zähflüssiger Brei schlechter fließt als flüssiger, wodurch er sich nicht so schnell weitertransportieren lässt, zum anderen dadurch, dass die peristaltischen Wellen umso schwächer sind, je fester der Mageninhalt ist. Der Grund dafür ist, dass der Magen zuerst dafür sorgen muss, dass die Futterpartikel ausreichend zerkleinert sind, bevor sie ins Duodenum gelangen.

2. Regulation durch den Darm

Die Hemmung der Magenmotorik geht sowohl vom Duodenum, als auch vom Jejunum und Ileum aus. Je nachdem welcher der 3 Abschnitte den Magen bremst, wird der Mechanismus als Duodenalbremse, Jejunumbremse oder Ileumbremse bezeichnet.

Die Hemmung kann durch verschiedene Umstände ausgelöst werden, beispielsweise durch die Anwesenheit von Säure, erhöhte oder verringerte Osmolalität oder erhöhte Anzahl an zu resorbierenden Nährstoffen, vor allem Aminosäuren und Fettsäuren. Dabei spielt der N. vagus eine wichtige Rolle. Allerdings sendet auch das Darmepithel selbst Signale aus, indem es intestinale Hormone freisetzt, die dann über die Blutbahn den Magen erreichen.

Cholecystokinin löst vor allem eine vermehrte Erschlaffung des Magenspeichers hervor, während Peptid YY und GLP – 1 (glucagon – like peptide) vor allem die Magenentleerung hemmen.

9.3. Motorik des Dünndarms

Genauso wie im Magen befinden sich zwischen der Längsmuskelschicht und der Zirkulärmuskelschicht IZC (interstitielle Zellen nach Cajal), welche ein Schrittmacherpotential erzeugen und und slow waves von oral nach aboral in der Muskulatur bewirken. Durch die Ausbreitung der Erregung über Gap junctions wird diese nach caudal hin immer weiter abgeschwächt, sodass ab einer gewissen Distanz neue slow waves erzeugt werden müssen. Daraus ergibt sich, dass je weiter distal der betrachtete Darmabschnitt liegt, desto niedriger ist die Frequenz der Wellen und auch die Länge der Frequenzplateaus nimmt ab. Da die slow waves, genauso wie beim Magen, die maximale Frequenz der peristaltischen Wellen vorgeben, sind diese proximal schnell und lang und werden nach distal immer kürzer und langsamer. Die Verlangsamung ist dadurch an den Volumensverlust des Chymus durch Resorption angepasst.

Im Dünndarm kann man 5 verschiedene Kontraktionsformen unterscheiden: peristaltische Wellen, stationäre Segmentationskontraktionen, aborale Riesenkontraktionen, stationäre oder wandernde Kontraktionsgruppen und ein

Kontraktionsmuster, welches als Phase III bezeichnet wird. Dazu kommen noch 2 pathologische Kontraktionsformen: oral oder aboral laufende Riesenkontraktionen und antiperistaltische Wellen.

Peristaltische Wellen (1) sind aboral laufende ringförmige Kontraktionen mit Erschlaffung der aboralen Abschnitte und sollen den Chymus weitertransportieren. Sie sind vor allem bei nährstoffreicher Nahrung häufig.

Stationäre Kontraktionen (2) finden an isolierten Stellen statt und schnüren das Lumen lokal ein, wodurch der Chymus sowohl nach aboral als auch oral gedrückt wird. Dadurch teilt sich der Nahrungsbrei in 2 Segmente, weshalb sie auch den Namen Segmentationskontraktionen tragen. Das Ziel einer stationären Kontraktion ist die Durchmischung des Chymus.

Kontraktionsgruppen (3) sind kurze peristaltische Wellen, die den Nahrungsbrei ein kleines Stück nach aboral schieben und ihn dann wieder zurückfließen lassen. Das Ziel ist eine starke Durchmischung und je nachdem ob die aufeinanderfolgenden Kontraktionen an Ort und Stelle bleiben oder ob sie pro Kontraktion einige Millimeter nach aboral wandern, spricht man von stationären oder wandernden Kontraktionsgruppen. Sie werden vor allem bei fettreicher Nahrung ausgelöst.

Riesenkontraktionen (4) sind lange und starke Kontraktionen, die das Darmlumen vollständig verschwinden lassen und langsam nach aboral wandern. Ihre Aufgabe ist es den Darm von Chymusresten zu säubern. Als Vorbereitung zum Erbrechen laufen sie allerdings auch oral, beschleunigt nach aboral laufende Riesenkontraktionen, während der Dünndarm gefüllt ist, sind ein typisches Muster für Durchfallerkrankungen.

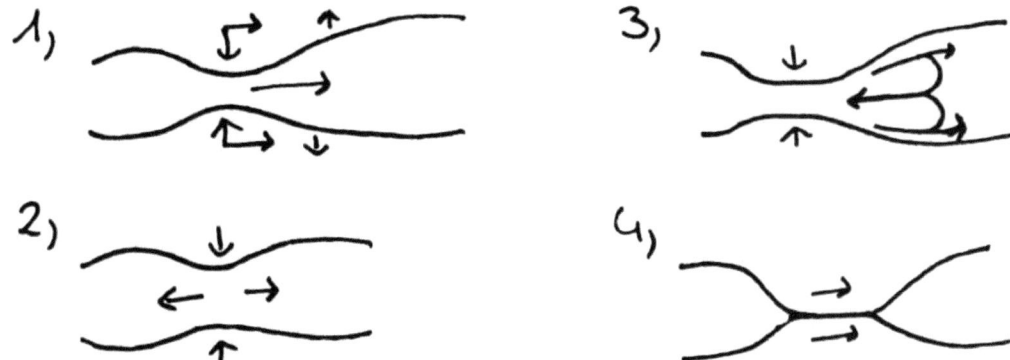

Phase III oder wandernder motorischer Komplex ist ähnlich wie die Kontraktionsgruppen, allerdings laufen die peristaltischen Wellen über ein größeres Darmsegment. Sie ist Teil der interdigestiven Motorik von Magen und Darm und wird deshalb dort besprochen.

Antiperistaltische Wellen sind am Dünndarm selten und immer pathologisch.

1. Regulation der Dünndarmmotorik

Die Motorik des Dünndarms wird durch das enterische Nervensystem zusammen mit den slow waves reguliert. Das enterische Nervensystem schüttet NO und VIP aus, um die Motorik zu hemmen, wodurch die slow waves unterschwellig bleiben. Kontraktionen treten also erst ein, wenn das enterische Nervensystem „die Bremse löst", was durch die Aktivierung peristaltischer Reflexe geschieht.

Durch die Erregung eines Darmabschnitts werden peristaltische Reflexe ausgelöst, wodurch die Hemmneurone selbst gehemmt werden. Gleichzeitig schütten aktivierende Neurone Acetylcholin aus, wodurch in Verbindung mit den slow waves die Ca^{2+} - Kanäle der glatten Muskelzellen geöffnet werden und Ca^{2+} entlang seines Konzentrationsgradienten in die Zellen fließt. Das hat zur Folge, dass die elektromechanische Kopplung ausgelöst wird und die Muskulatur kontrahiert.

Die Reflexe werden nacheinander an aufeinanderfolgenden Abschnitten des Darms aktiviert, wodurch je nach Stärke und Art des Reizes die typischen Kontraktionsmuster entstehen.

Je mehr die distalen Darmbereiche gefüllt werden, desto weniger werden die peristaltischen Wellen in proximalen Bereichen und zahlreicher werden die Segmentationskontraktionen. Dadurch „staut" der Futterbrei schließlich zurück und hemmt die Magenentleerung, die ja unter anderem davon abhängt, wie stark die Füllung des proximalen Duodenums ist.

9.4. Interdigestive Magen – Dünndarm – Motorik

Bei Omnivoren und Carnivoren kann die täglich aufgenommene Nahrung in ca 12 Stunden verdaut werden, bei Herbivoren sind Magen und Dünndarm stetig gefüllt. Während der Zeit, in der Magen und Darm leer sind, läuft die interdigestive Motorik ab. Auch bei Herbivoren treten die typischen Kontraktionen der interdigestiven Motorik auf, allerdings kann man nicht klar zwischen einer Phase der Verdauung und der „Ruhe" unterscheiden.

Die interdigestive Motorik besteht aus Phase I – III. Phase I ist die Phase der motorischen Ruhe, Phase II umfasst unregelmäßige Kontraktionen und Phase III wird auch der wandernde motorische Komplex genannt.

Phase III beginnt gleichzeitig am Magen und Duodenum, jedoch zeigt sich bereits vor Beginn eine vermehrte Magensaft -, Bauchspeichel - und Gallensekretion. Der Pylorus wird weit geöffnet, der Bulbus duodeni relaxiert und am Magenspeicher treten 1 – 2 starke Kontraktion und kräftige peristaltische Wellen auf. Dadurch wird der Mageninhalt ins Duodenum gepresst. Dabei handelt es sich oft um große Partikel, die nicht verdaut werden können, wie Steine, Knochenstücke oder Kerne. Anschließend wandernd starke peristaltische Wellen langsam den Dünndarm entlang, nach distal immer langsamer werdend, und reinigen den Darm von Chymusresten.

Die interdigestive Motorik wird durch das enterische Nervensystem erzeugt und durch den N. vagus reguliert. Durch die Nahrungsaufnahme und dadurch ausgelöste vagale Reflexe, sowie durch die Ausschüttung verschiedener gastrointestinaler Hormone, wie Gastrin, Sekretin oder CCK wird die interdigestive Motorik unterdrückt.

9.5. Motorik des Dickdarms

Im Dickdarm kommen 4 verschiedene Kontraktionsformen vor: peristaltische und antiperistaltische Wellen, aboral wandernde Segmentationskontraktionen, Haustrenbewegungen und aboral laufende Riesenkontraktionen.

Peristaltische und antiperistaltische Wellen finden sich vor allem in den proximalen Teilen des Dickdarms und schnüren das Lumen nur sehr schwach ein. Dadurch entsteht kaum ein Transport des Chymus, sondern viel eher eine Durchmischung, die vor allem wegen des Rückstroms bei der Relaxation danach zustandekommt.

Aboral wandernde Segmentationskontraktionen unterteilen den Chymus in einzelne Boli und sind lange, starke, ringförmige Einschnürungen, die gleichzeitig an nahe gelegenen Stellen auftreten und langsam nach aboral wandern.

Haustrenbewegungen sind ein Wechsel zwischen Kontraktionen und Relaxationen, die den Chymus umwälzen oder Rollbewegungen nach oral, um Flüssigkeit zu transportieren. Bei Tierarten ohne Haustren treten stattdessen phasische Kontraktionen auf.

Aboral laufende Riesenkontraktionen sind starke, lange und langsam fortschreitende Kontraktionen und transportieren daher besonders effektiv Chymus weiter.

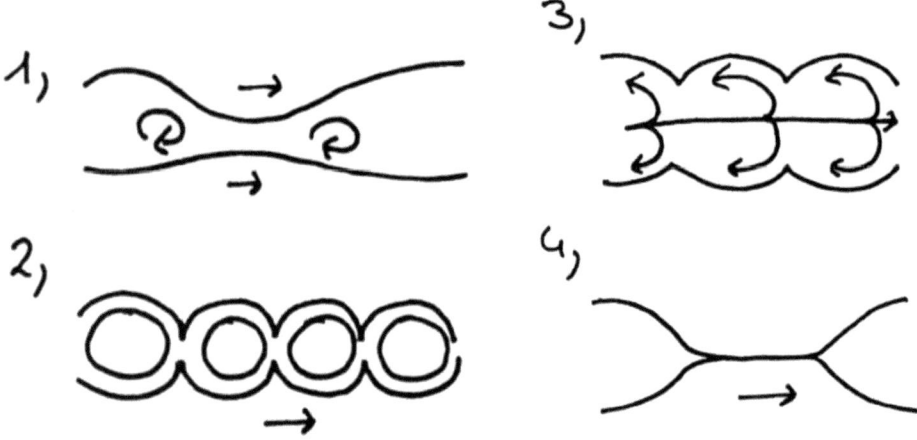

9.6. Defäkation

Am Kotabsatz ist die glatte Muskulatur des Colons, des Rektums und der innere Analsphincter und die quergestreifte Muskulatur des äußeren Analsphincters, der Interkostal – und Zwerchfellmuskulatur beteiligt. Reflektorisch wird die Defäkation über das Sakralmark, den Hirnstamm und die Hirnrinde gesteuert.

In der ersten, unwillkürlichen Phase wird das Rektum gefüllt. In den meisten Fällen befördert eine Riesenkontraktion entlang des gesamten Colon Kot ins Rektum, welches gleich zu Beginn relaxiert. In den restlichen Fällen wird das Rektum durch die aboral wandernden motorischen Komplexe des Colons gefüllt. Durch die Füllung wird der Drang zur Defäkation ausgelöst.

In der zweiten, diesmal willkürlichen Phase, findet die eigentliche Defäkation statt. Dabei wird durch Erhöhung des intrathorakalen und intraabdominalen Druckes, durch Exspiration bei geschlossener Glottis und Kontraktion und damit

Senkung des Zwerchfells, bei gleichzeitiger Erschlaffung beider Analsphincter das Rektum entleert. Die währenddessen noch über das distale Colon laufende Riesenkontraktion unterstützt die Entleerung des Rektums.

10. Regulation der Nahrungsaufnahme

Die Nahrungsaufnahme ist ein komplexer Vorgang, der im zentralen Nervensystem bezüglich der Menge und der Art der Nahrung und dem Zeitpunkt der Aufnahme gesteuert wird. Dafür integriert das Gehirn verschiedene vom Körper ausgesandte Signale. Hierbei ist vor allem der Hypothalamus wichtig, der auch Signale aus anderen Hirnregionen miteinander verrechnet.

10.1. Orosensorische Signale

Orosensorische Signale setzen sich zusammen aus gustatorischen, olfaktorischen, taktilen und thermischen Stimuli, sind individuell verschieden und können die Nahrungsaufnahme kurz – bis mittelfristig beeinflussen. Jedes Individuum hat seine Präferenzen was sämtliche der Stimuli anbelangt, was als hedonische Reaktion bezeichnet wird, es gibt jedoch immer Gemeinsamkeiten innerhalb der Tierart, wodurch das Futterspektrum das gleiche ist. Sämtliche der Reize werden über die Maul – oder Nasenhöhle detektiert und sind wichtig für das Finden, Erkennen und die Aufnahme der Nahrung.

10.2. Signale aus Magen und Darm

Die Signale aus dem Magen setzen sich aus Ghrelin und den Reizen von Dehnungssensoren zusammen.

Ghrelin ist das Hungerhormon und wird von Fundusdrüsen des Magens in die Blutbahn abgegeben. Speziell kurz vor der Nahrungsaufnahme und bei

Nahrungskarenz wird viel davon produziert. Nach der Nahrungsaufnahme wird wenig ausgeschüttet. Es steigert die Nahrungsaufnahme und stimuliert die Motorik und Sekretionsvorgänge im Magen durch die Wirkung auf das ZNS, vor allem auf den Hypothalamus (Nucleus arcuatus). Der Nucleus arcuatus liegt besonders nahe an einer Stelle, an der die Blut – Hirn – Schranke besonders durchlässig ist. Deshalb können dort bestimmte Stoffe die Schranke durchdringen und werden im Nucleus arcuatus registriert. Dieser meldet an andere Kerne im Hypothalamus, welche die Nahrungsaufnahme regulieren und erhält im Gegenzug ebenfalls Signale von ihnen, wodurch sich Feedback – Schleifen bilden.

Die Dehnungssensoren werden durch Magendehnung und somit durch die Anwesenheit von Nahrung aktiviert und senden Reize über afferente Fasern des Nervus vagus zum Gehirn.

Der Darm sendet ebenfalls mehrere Signale aus. Im Darm gibt es Sensoren für Glucose, Monoglyceride, manche Aminosäuren, wie beispielsweise Phenylalanin und Tryptophan, und Fettsäuren, ebenso Osmosensoren. Alle senden über den Nervus vagus an das Gehirn und bewirken dort das Gefühl von Sättigung.

Des Weiteren stehen manche Peptide, wie Cholecystokinin, Glucagon – Like – Peptide – 1 und Peptide – YY im Verdacht ein Sättigungsgefühl hervorzurufen.

Bei Wiederkäuen sind ein wenig andere Mechanismen bekannt, Ghrelin beispielsweise wurde noch nicht nachgewiesen. Reticuloruminale Mechanosensoren werden vor allem bei rohfaserreicher Fütterung aktiviert, wahrscheinlich gibt es auch Chemosensoren, die auf kurzkettige Fettsäuren – vor allem Acetat – ansprechen. Daneben gibt es Osmosensoren im Pansen, die auf die bei Futteraufnahme ansteigende Osmolarität ansprechen. Alle genannten Mechanismen tragen zur Sättigung bei.

Die pH – Sensoren im Pansen dürften kaum eine Rolle für die Nahrungsaufnahme spielen, sie hemmen jedoch bei Pansenacidose die Pansenmotorik und führen somit sekundär zur Nahrungskarenz.

10.3. Metabolische Signale

Glucose hat sättigende Eigenschaften und kann entweder direkt im Gehirn von speziellen Glucosesensoren in der Medulla oblongata detektiert werden oder von der Pfortader der Leber, die über den Nervus vagus die Information über eine gesteigerte Glucosekonzentration im Pfortaderblut weiterleiten.

Nach der Futteraufnahme werden vorwiegend Kohlenhydrate verstoffwechselt, da die Speicherkapazitäten für Glykogen begrenzt sind und die Umwandlung von Kohlenhydraten in Fett aufwendig wenn auch unbegrenzt möglich ist. Deshalb wird auch Fett vermehrt gespeichert, wenn ein ständiger Überschuss an Kohlenhydraten herrscht. Wenn allerdings Hungerzustände eintreten, werden vermehrt Fettsäuren oxidiert. Dadurch gleicht der Körper die fehlende Energie durch Aufbrauchen seiner Reserven aus.

Bei Wiederkäuer sind die kurzkettigen Fettsäuren für die Sättigung eher unwichtig, da die Konzentration im Blut relativ konstant bleibt. Ausschließlich bei Gabe von Propionat kann die Futteraufnahme reduziert werden. Die Sensoren dafür dürften in der Leber liegen, die auch der Hauptort für den Verbrauch von Propionat darstellt. Wiederkäuer haben kaum Fett in ihrer Nahrung, weshalb auch langkettige Fettsäuren für die Sättigung keine Rolle spielen.

11. Umsatz der Energieträger
11.1. Rubner'sche Isodynamieregel
Im Stoffwechsel können sich die 3 Hauptenergieträger Kohlenhydrate, Fette und

Proteine gegenseitig vertreten soweit die Energieversorgung betroffen ist. Durch Kenntnis ihres physiologischen Energiegehaltes kann man sie in Relation zueinander setzen (= isoenergetisch betrachten). Dabei entsprechen beim Säugetier 100g Glucose (15,6 kJ/g) 39g Fett (39,8 kJ/g) oder 85g Protein (18,4 kJ/g).

Dieses Gesetz wird zum Beispiel zum Berechnen einer bedarfsgerechten Energieversorgung verwendet.

11.2. Brennwert von Nahrungsmitteln

Der Brennwert von Nahrungsmitteln ist die Energiemenge, die frei wird, wenn man das entsprechende Nahrungsmittel verbrennt. Dabei unterscheidet man den physikalischen vom physiologischen Brennwert.

Der physikalische Brennwert gibt die Wärmemenge an, die bei der vollständigen Verbrennung einer Substanz im Bombenkaloriemeter frei wird und ist somit die Bruttoenergie. Er sagt nichts über den Aufwand aus, der für die Verdauung des Stoffes aufgewandt werden muss.

Der physiologische Brennwert gibt Auskunft über den Energiegewinn, der aus der Oxidation der Nahrung entsteht. Er sagt jedoch auch nichts über den Aufwand aus, der für die Verdauung aufgewandt werden muss, sondern nur wie viel der Organismus durch die Aufnahme einer bestimmten Menge davon erhält. Der physiologische Brennwert gibt daher die Nettoenergie an, da nicht alles, was mit der Nahrung aufgenommen wird auch verwertet werden kann. Der Rest wird wieder ausgeschieden und kann ebenfalls durch das Bombenkaloriemeter auf seinen Energiegehalt untersucht werden. Bei Wiederkäuern ist die Beurteilung schwierig, da auch viel Energie in Gärungsgasen und – wärme verloren geht bzw. nicht berücksichtigt wird.

11.3. Umsatz

Man unterscheidet den Grund -, Erhaltungs – und den Leistungsumsatz eines Organismus.

Der Grundumsatz ist die Energiemenge, die benötigt wird, wenn ein Organismus keinerlei Arbeit verrichten, also nur seine lebenswichtigen Funktionen aufrechterhalten muss. Er wird im postresorptiven Zustand, also bei entleertem Darm, im thermoneutralen Umfeld, bei körperlicher Ruhe im Wachzustand gemessen.

Der Erhaltungsumsatz umfasst nicht nur die Erhaltung aller lebenswichtiger Funktionen, sondern auch das Aufnehmen, Verdauen, Resorbieren und Verwerten von Nahrung und die übliche Bewegungsaktivität. Wenn ein Organismus exakt seinen Erhaltungsumsatz aufnimmt nimmt er weder ab noch zu.

Der Leistungsumsatz ist die Energiemenge, die ein Tier aufnehmen muss, um seinen Erhaltungsumsatz zuzüglich der nötigen Energie für eine definierte Leistung zu erhalten. Leistung kann in Form von Arbeit, wie beispielsweise Rennleistung, verrichtet werden, oder in Form von Produktion, beispielsweise von Eiern, Milch, Wachstum, Ansatz von Muskulatur und Fett in der Mast aber auch Trächtigkeit.

11.4. Messung des Umsatzes

Der Umsatz kann entweder durch die direkte oder durch die indirekte Kalorimetrie bestimmt werden.

Bei der direkten Kalorimetrie wird die Wärmeabgabe eines Tieres in einem Tierkaloriemeter gemessen.

Bei der indirekten Kalorimetrie werden die Änderungen der Gase bestimmt, da die Verbrennung von Nahrung, die Bildung von CO_2, der Verbrauch von O_2 und die produzierte Wärme in direktem Zusammenhang stehen. Der Gaswechsel kann in einer Respirationskammer bestimmt werden. Aus dem Ergebnis lassen sich die Wärmeabgabe und daraus die oxidierte Nährstoffmenge errechnen.

Unter Bilanzierung versteht man die Verrechnung von Input und Ertrag. Man sammelt also Kot und Harn und verbrennt sie im Bombenkaloriemeter. Dadurch erhält man den Energieverlust über diese Wege. Bei abgegebenen Gasen kann man die Menge in einer Respirationskammer bestimmen und dadurch ebenfalls die verlorene Energie errechnen.

12. Besonderheiten der Vögel
12.1. Schnabelhöhle

In der Schnabelhöhle wird aufgenommenes Futter nicht zerkleinert, es wird lediglich mit mucösem Speichel vermengt und abgeschluckt. Im Vergleich zu Säugetieren sind die Speicheldrüsen allerdings nur wenig entwickelt, besonders bei Vögeln, deren Nahrung feuchtes Futter aufnehmen. Bei manchen Vögeln enthält der Speichel Amylase, allerdings nicht bei Hühnern und Puten.

12.2. Ösophagus und Kropf

Der Ösophagus ist lang und kann durch längs verlaufende Falten erweitert werden. Kurz vor dem Eintritt in die Brusthöhle erweitert er sich bei vielen Vögeln zum Kropf, welcher beispielsweise bei Hühnern sehr groß, dagegen bei Enten und Gänsen kaum vorhanden ist. Im Kropf kann das Futter gespeichert werden, wodurch der Drüsenmagen zeitversetzt zur Futteraufnahme gefüllt wird. Die Entleerung läuft über Kontraktionen der Muskulatur des Kropfes und des Ösophagus und vorwiegend dann, wenn der Muskelmagen leer ist.

12.3. Drüsen – und Muskelmagen

Die Nahrung gelangt zuerst in den Drüsen – und dann erst in den Muskelmagen. Im Drüsenmagen findet die Sekretion von Pepsin, Salzsäure und Mucinen statt, wodurch er dem Magen der Säugetiere gleicht.

Der Muskelmagen ist vor allem bei Vögeln gut entwickelt, deren Nahrung hauptsächlich aus Körnern besteht. Die Mucosa des Muskelmagens sondert ein Sekret namens Koilin ab, welches an der Oberfläche aushärtet und somit eine Reibeplatte bildet. Da diese Vögel Grit, also kleine Steine, Sand oder ähnliches, aufnehmen, welcher sich im Muskelmagen ansammelt, können hier Körner gut zerkleinert werden.

Bei fleischfressenden Vögeln ist der Muskelmagen nur ein dünnwandiger Sack, in welchem Nahrung gespeichert werden kann.

12.4. Dünndarm

Der Dünndarm der Vögel entspricht weitestgehend dem der Säuger, ist jedoch weit kürzer. Manche Arten haben keine Gallenblase, wodurch die Galle, wie beim Pferd, direkt in den Darm abgegeben wird.

12.5. Dickdarm und Kloake

Vögel haben paarige Caeca, welche bei Hühnern, Enten und Gänsen groß sind, vor allem dann, wenn rohfaserreiches Futter aufgenommen wird. Da die Blinddärme gut von Mikroorganismen besiedelt sind, findet hier der Abbau von Zellwandbestandteilen zu kurzkettigen Fettsäuren statt. Diese werden anschließend sowohl in den Blinddärmen selbst, als auch im Colon absorbiert.

Das Colon ist meist sehr kurz, hat allerdings die Besonderheit, dass durch antiperistaltische Bewegungen Harn von der Kloake in die Blinddärme transportiert wird, wo dann der Stickstoff der Harnsäure und des Harnstoffs für die mikrobielle Proteinsynthese verwendet werden kann. Aminosäuren können im Caecum resorbiert werden, ansonsten entsprechen die Resorptionsmöglichkeiten denen der Säugetiere.

Das Colon mündet in die Kloake. Im oralen Teil davon, dem Coprodaeum, kann bei Natriummangel, genauso wie im Colon, unter Aldosteroneinfluss sehr viel an Na⁺ resorbiert werden. In den mittleren Teil, dem Urodaeum, münden Harn – und Samenleiter, in den aboralen Teil, dem Proctodaeum, die Bursa cloacalis (Bursa Fabricii).

13. Pathologie

Da der Verdauungstrakt sehr viele Abschnitte hat und in jedem davon unzählige Erkrankungen vorkommen können, finden sich hier nur ein paar davon.

13.1. Megaösophagus

Der Megaösophagus ist eine Dilatation des mittleren und cervikalen Abschnitts, welche durch ungenügende Peristaltik ausgelöst wird. Die Ursache dafür können in einer Beschädigung von Nerven, Obstruktionen oder Stenosen sein. Viele Fälle können allerdings nicht erklärt werden.

Bei angeborenem Megaösophagus persistiert der rechte vierte Aortenbogen. Dadurch liegt ein Gefäßring (Aorta, Arteria pulmonalis und Ductus arteriosus) um den Ösophagus und die Trachea. Cranial der Engstelle, also noch cranial des Herzens, kommt es in Folge dessen zur Dilatation des Ösophagus. Oft wird diese Form bei Hunden, nach der Umstellung von Milch auf feste Nahrung bemerkt.

Bei erworbenem Megaösophagus ist meist eine fehlende Relaxation des distalen Ösophagussphincter zu beobachten, wodurch die Dilatation cranial des Magens auftritt. Oft kann die Ursache nicht gefunden werden, es gibt jedoch auch Fälle, bei der eine Entzündung der Ösophagusmuskulatur vorausgeht oder Myasthenia gravis (s. Muskulaturskript), eine Autoimmunerkrankung mit Antikörpern gegen Acetylcholinrezeptoren.

Klinische Symptome eines Megaösophagus sind Regurgitieren nach der Nahrungsaufnahme und Gewichtsverlust. Es kann sich relativ schnell eine Aspirationspneumonie entwickeln.

13.2. Pansenacidose

Der pH – Wert des Reticulorumens beträgt zwischen 5,5 und 7,0 und ergibt sich aus der Wechselwirkung zwischen den kurzkettigen Fettsäuren und der Pufferkapazität von HCO_3^-. Die Struktur des Futters bestimmt wie lange das Futter gekaut wird und somit auch, wie viel Speichel produziert wird und folglich auch welche Mengen an Bicarbonat im Vormagen vorhanden sind.

Die Menge an kurzkettigen Fettsäuren wird durch den Anteil an leicht fermentierbaren Kohlenhydraten bestimmt. Wird nun strukturarme, kohlenhydratreiche Nahrung verfüttert, steigt die Konzentration der kurzkettigen Fettsäuren schnell an. Wenn dies zu schnell passiert, kann die ohnehin durch die strukturarme Fütterung reduzierte Speichelproduktion dies nicht mehr abpuffern und auch die Resorption erfolgt nicht rasch genug, um die anfallende Menge aus dem Pansenlumen ins Epithel zu transportieren. Folglich sinkt der pH – Wert unter 5,5 und die Fettsäuren liegen jeweils zu 50% dissoziiert und undissoziiert vor.

Die undissoziierten Fettsäuren können aufgrund ihrer Lipidlöslichkeit in die Epithelzellen diffundieren und dissoziieren wegen des neutralen pHs. Die nun freiwerdenden Protonen würden den intrazellulären pH – Wert gefährlich absenken, allerdings verfügen Zellen über ein bisher nicht weiter bekanntes

Puffersystem und über luminale Na⁺/H⁺ - Austauscher, die den Gradienten ausnützen, der durch die Na⁺/K⁺ - ATPase aufgebaut wird. Übersteigt jedoch die Aufnahme von SCFA und somit die Menge an freiwerdenden H⁺ das System, sinkt der pH – Wert in den sauren Bereich und die Acidose führt dazu, dass Transportproteine gehemmt werden, unter anderem auch die Na⁺/K⁺ - ATPase. Im Endeffekt führt dies zur Nekrose der Zellen, welche sich dann als Epithelläsionen auch makroskopisch feststellen lassen.

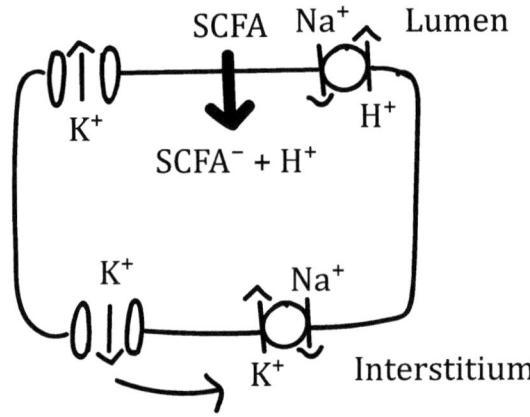

Wenn das Epithel soweit geschädigt ist, dass es das vermehrte Anfallen von kurzkettigen Fettsäuren nicht mehr abpuffern kann und die Speichelbildung weiterhin nur ungenügend stimuliert wird, kommt es nicht nur in den Epithelzellen, sondern auch im Lumen des Vormagensystems zu einem weiteren Absinken des pH – Werts. Das hat zur Folge, dass säureempfindliche Mikroorganismen absterben und vor allem säurestabile Laktatbildner sich vermehren können. Statt den kurzkettigen Fettsäuren wird nun vorwiegend Laktat gebildet, welches kaum vom Epithel resorbiert wird und sich somit akkumuliert und weiters auch eine stärkere Säure ist als die zuvor gebildeten kurzkettigen Fettsäuren.

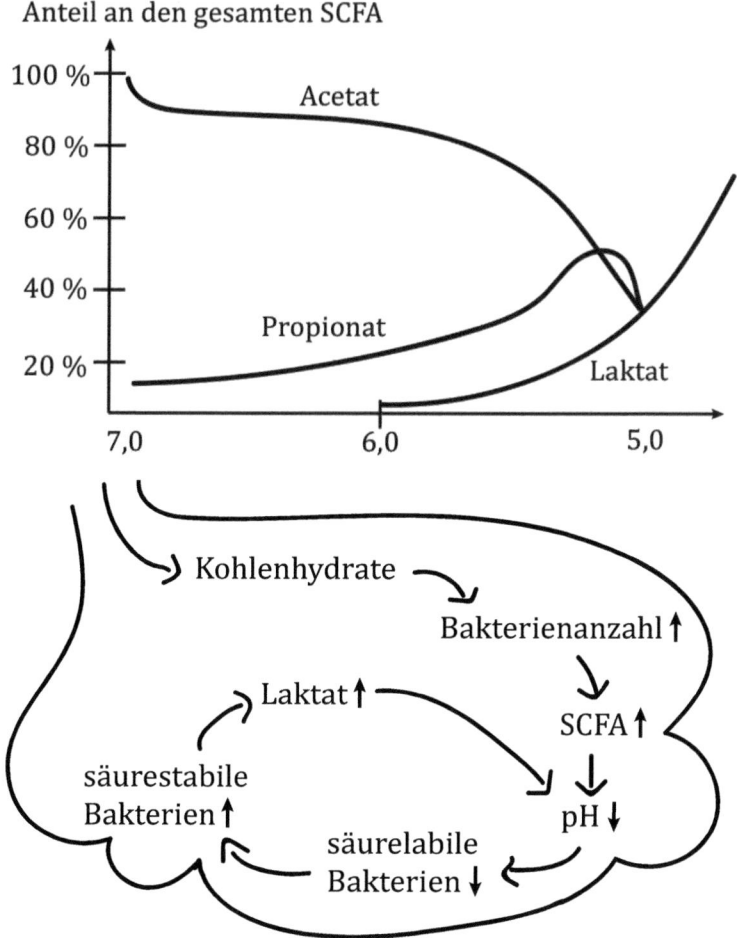

Der pH sinkt also weiter, wodurch das Epithel noch stärker in seiner Funktion gestört wird. Je nachdem wie stark der pH – Wert im Pansen fällt, spricht man von einer akuten oder subakuten Pansenacidose. Bei der akuten Pansenacidose zeigen sich klinische Symptome wie Inappetenz, das Ausbleiben der Wiederkauaktivität und Koliksymptome. Des Weiteren kann das Allgemeinbefinden schwer gestört sein. Die Diagnose erfolgt durch die Entnahme von Pansensaft und die Bestimmung dessen pH – Werts, der unter 5,5 liegt. Die therapeutischen Maßnahmen sind je nach

Schweregrad verschieden, es empfiehlt sich jedoch den Pansen zu entleeren, zu spülen und neuen Panseninhalt von gesunden Tieren, gemeinsam mit viel Wasser und Heu einzugeben.

Die subakute oder chronisch latente Pansenacidose (SARA – subacute ruminal cidosis) bereitet in der Praxis oft Probleme, da sie ohne klinische Symptome verläuft. Der pH – Wert im Pansen sinkt immer wieder in den Bereich 5,0 – 5,5 ab und es sind meistens mehrere Tiere einer Herde betroffen. Die Folgen einer subakuten Pansenacidose können Leberabszesse, Senkung der Futteraufnahme, Abmagerung, Senkung des Milchfettgehalts, Fruchtbarkeitsprobleme, Klauenrehe und erhöhte Infektanfälligkeit sein.

Durch die Störung des Säure – Basen – Haushalts im Pansen, besteht auch die Gefahr einer metabolischen Acidose, da nicht nur die Barriere – und Transportfunktionen beeinträchtigt sind, sondern auch die Motorik und die Osmolalität. Mit der metabolischen Acidose kommen auch deren Begleiterkrankungen, wie beispielsweise Indigestionen, Labmagenverlagerungen und Klauenrehe.

13.3. Pansenalkalose

Die Pansenalkalose stellt das Gegenteil der Pansenacidose dar. Hierbei ist die Eiweißfraktion im Futter zu hoch während der Anteil an leicht fermentierbaren Kohlenhydraten zu gering ist, wodurch von den Mikroorganismen im Pansen zu viel Ammoniak produziert wird. Da dieses sofort die vorhandenen H^+ abfängt und zu Ammonium wird, herrscht ein alkalischer pH – Wert von 7,5 – 8, manchmal sogar darüber.

Die Fermentationsaktivität der Mikroben geht stark zurück, gleichzeitig werden toxische Metaboliten aus dem Pansen resorbiert. Da nun auch vermehrt Basen statt

Säuren aus dem Pansen ins Blut gelangen, müssen die Nieren und die Lunge zur Aufrechterhaltung des Säure/Basen – Gleichgewichts kompensieren. Durch die Nieren werden Basen ausgeschieden, wodurch der Harn stärker alkalisch wird, die Lunge sorgt für eine verminderte CO_2 – Ausscheidung und erhöht somit die Säuren im Blut.

Häufig verläuft die Pansenalkalose subklinisch und ist nur durch Leistungseinbußen zu bemerken, Mastrinder nehmen weniger zu, Milchkühe zeigen rapiden Konditionsverlust mit übermäßiger Abmagerung. Neben der negativen Beeinflussung der Milchmenge und – qualität kommt es auch zu Fruchtbarkeitsstörungen.

13.4. Erbrechen (Vomitus, Emesis)

Erbrechen ist ein Schutzmechanismus gegen gefährliche Stoffe, wobei es 3 Kontrollstufen gibt. Die erste Kontrolle erfolgt noch vor der Nahrungsaufnahme durch die Beurteilung von Farbe, Geruch und Geschmack des Futters, die zweite im Darmlumen und die dritte erst nach der Resorption. Bei Tieren, wie Pferden, Ratten oder Kaninchen, bei welchen die erste Kontrolle sehr gut ausgeprägt ist, hat sich der Mechanismus der Emesis nicht entwickelt.

Schädliche Stoffe werden vor der Resorption durch viscerale afferente Fasern des Sympathicus oder Parasympathicus oder nach der Resorption durch die Chemo – Rezeptor – Trigger – Zone (CTZ) in der Area postrema erkannt. Die visceralen Afferenzen leiten das Signal zum Teil an den Nucleus tractus solitarius, zum Teil auch an die Area postrema weiter, die dadurch sowohl die Informationen vom Darm als auch die vom Blut erhält.

Als Vorbereitung zum Erbrechen transportiert eine oral laufende Riesenkontraktion vom proximalen Jejunum Chymus bis ins Antrum bei durchgehend weit geöffneten Pylorus und erschlafftem Magenspeicher. Wenige Minuten danach setzt Würgen und schließlich die Emesis ein.

Dafür Kontrahieren sich die Bauchmuskulatur und das Zwerchfell, welches sich dadurch absenkt, den intraabdominalen Druck erhöht und gleichzeitig den intrathorakalen vermindert. Letzterer wird durch Inspiration bei geschlossener Glottis weiter verringert. Anschließend erschlafft die glatte Muskulatur des Ösophagus bei Kontraktion der quergestreiften Muskulatur, wodurch sich der Bereich oral der Cardia trichterförmig erweitert. Während der Phase des Würgens tritt mehrfach Chymus in den Ösophagus über und fließt wieder in den Magen zurück. Bei der Emesis wird der intrathorakale Druck koordiniert erhöht, sodass der Nahrungsbrei in das Cavum oris befördert und nach außen abgegeben werden kann.

13.5. Diarrhoe (Durchfall)

Diarrhoe ist definiert als die unphysiologisch hohe Ausscheidung von Wasser über die Fäces, was zu erhöhter Kotmenge und Kotabsatzfrequenz begleitet wird. Es gibt 4 Mechanismen, die zu Diarrhoe führen können: Malabsorption, Hypersekretion, Exsudation und Hypermotilität.

1. Malabsorption

Bei der Malabsorption liegt das Problem im Dünndarm, da hier Nährstoffe nicht oder nur ungenügend aufgenommen werden können. Da diese häufig osmotisch aktiv sind, wird Wasser im Darmlumen gebunden. Dies hat eine osmotische Diarrhoe zur Folge, was sekundär zur Folge haben kann, dass durch Gallensalze und Fettsäuren der Dickdarm zur Flüssigkeitssekretion stimuliert werden kann.

Die Ursache für Malabsorptionen sind häufig Infektionserreger, welche zur Zottenatrophie führen. Beispiele hierfür sind das Rota – und das Coronavirus, Salmonellen oder als Vertreter der Parasiten Cryptosporidien. Diese Erreger vermehren sich in den Zellen der Zottenspitzen und schädigen sie dadurch letal. Dadurch werden vermehrt Zellen in den Krypten gebildet, die jedoch noch nicht ausgereift sind und Chlorid sezernieren, wodurch Wasser ins Lumen nachfolgt. Die Enzyme, die normalerweise an den Zottenspitzen haften gehen mit der Zottenatrophie ebenfalls verloren wodurch Nahrung nicht mehr adäquat aufgeschlossen werden kann und als osmotisch aktiver Chymus noch mehr Wasser aus dem Blut ins Lumen zieht. Da die Zotten auch für den Großteil der Resorption zuständig wären kann diese ebenfalls nicht mehr im normalen Ausmaß stattfinden, wodurch erhöht sich nochmals die Menge an osmotisch aktiven Substanzen, die im Lumen verbleiben und die Ernährung des Organismus ist gestört.

Bei der osmotischen Diarrhoe wird zuerst die Motorik des Dünndarms gehemmt, wodurch sich der Erreger stark vermehren kann. Anschließend kommt es zu Riesenkontraktionen, durch die der gesamte Darm fast vollständig geleert wird.

2. Hypersekretion

Die Hypersekretion wird durch Austritt von Flüssigkeit und Elektrolyten aus einer strukturell intakten Schleimhaut in das Darmlumen des Dünndarms definiert, was zur Sekretionsdiarrhoe führt, da der Dickdarm diese Mengen nicht mehr ausreichend resorbieren kann.

Eine Hypersekretion kann durch bakterielle Toxine, wie das Cholera – Toxin von Vibrio cholera oder das hitzelabile (STa) und hitzestabile (LT) Toxin von pathogenen E. coli. Diese Toxine wirken wie körpereigene Transmitter und aktivieren nach Bindung an einen lumenseitigen Rezeptor die Bildung des Second messengers cGMP durch die Guanylatcyclase. Durch cGMP werden Proteinkinasen phosphoryliert und damit aktiviert, wodurch die Chloridsekretion und damit auch die Sekretion von Wasser enorm gesteigert werden können. Da ständig über basolaterale $Na^+/K^+/2Cl^-$ - Transporter Chlorid aus dem Blut in die Enterocyten transportiert wird, ist dieser Mechanismus sehr wirkungsvoll. Durch den dadurch entstehenden elektrischen Gradienten folgt zusätzlich auch Natrium, vor allem parazellulär, nach, was den osmotischen Gradienten erhöht und noch mehr Wasser folgen lässt.

3. Exsudation

Bei der Exsudation ist die Permeabilität des Epithels oder der Kapillaren erhöht, wodurch es zu vermehrter Flüssigkeitsverlust kommt. Neben Flüssigkeit und Elektrolyten können dabei auch Proteine in das Darmlumen verloren gehen, wie bei der Proteinverlust – Enteropathie.

4. Hypermotilität

Meist ist die Hypermotilität des Darmes zwar mit der Diarrhoe verbunden, ist aber selten die primäre Ursache davon. Es sind sowohl die Intensität als auch die Frequenz der Peristaltik erhöht, wodurch der Darm nicht mehr genügend Zeit hat, um die Nährstoffe aus dem Chymus zu resorbieren.

Als primäre Ursache käme sie in Frage, wenn sie durch bestimmte Toxine hervorgerufen wird.

Die Folgen einer akuten Diarrhoe sind vor allem bei Jungtieren nicht zu unterschätzen, da sie schnell in einen Schockzustand fallen können. Durch die Diarrhoe verlieren sie große Mengen an Flüssigkeit, aber auch an Elektrolyten und für die Erhaltung des Organismus wichtige Nährstoffe – vor allem bei der osmotischen Diarrhoe. Oft hat das eine metabolische Acidose zur Folge, da nicht nur Wasser und Elektrolyte verloren gehen, sondern auch Puffer. Durch diesen Verlust bekommen die Patienten eine Subtraktionsacidose.

Wenn das Blutvolumen vermindert ist und dadurch die Durchblutung und folglich auch die Sauerstoffversorgung nicht mehr optimal ist, entsteht vermehrt Laktat in den Zellen, welches ebenfalls zur Entstehung einer metabolischen Acidose in Form einer Additionsacidose beitragen kann. Im Dickdarm kann außerdem bei einer osmotischen Diarrhoe durch die bakterielle Zersetzung von nichtresorbierten Nährstoffen D – Laktat entstehen, welches für den Säugetierkörper nicht metabolisierbar ist, was die Additionsacidose verstärken kann, wenn es ins Blut gelangt bzw. die Diarrhoe verstärkt.

Ein weiteres Problem, das mit dem Verlust großer Mengen an Wasser einhergeht ist, dass die Nieren nicht mehr ausreichend durchblutet werden und somit nur mehr eingeschränkt zur Kompensation des Säure – Basen – Haushalts zur Verfügung stehen, vor allem wenn der Patient in einen hypovolämischen Schock fällt. Dadurch werden Säuren nicht mehr ausgeschieden und es entwickelt sich eine Retentionsacidose, mit Pech auch in Kombination mit einem akuten Nierenversagen wegen der Mangeldurchblutung. Des Weiteren werden natürlich auch harnpflichtige Substanzen nicht mehr ausreichend ausgeschieden, was zu deren Anreicherung im Blut, zu einer sogenannten prärenalen Azotämie, führen kann. Die Folge davon können beispielsweise zentralnervöse Störungen sein.

Obwohl durch den massiven Verlust an Elektrolyten auch Kalium über den Darm verloren wird, lässt sich regelmäßig bei metabolischer Acidose eine Hyperkaliämie feststellen, die dadurch zustande kommt, dass auch der intrazelluläre pH – Wert sinkt und somit die Zellen K^+ verlieren. Das besondere Problem an einer erhöhten Kaliumkonzentration im Plasma verglichen mit anderen Ionen stellt sich durch die

Empfindlichkeit des Herzens für veränderte Kaliummengen dar. Eine Hyperkaliämie kann eine Bradykardie auslösen und somit auch zu Herzrhythmusstörungen bis zu Kammerflimmern und Herzstillstand führen.

Eine weitere Problematik im Elektrolytbereich kann die Hyponatriämie sein, wodurch zusätzlich Flüssigkeit verloren geht, da das Blut nun hypoton ist. Einerseits verlieren die Patienten über den Darm weitere Flüssigkeit, andererseits verlagert sich viel Flüssigkeit von dem extrazellulären in den intrazellulären Raum.

Durch sehr hohen Flüssigkeitsverlust kann sich außerdem das Blut eindicken, wodurch sich die Viskosität erhöht und die Fließeigenschaften verschlechtern.

Ein besonderes Problem bei Jungtieren und der osmotischen Diarrhoe ist auch, dass ihre Blutglucosekonzentration sehr schnell sinkt und sie auch an Energiemangel sterben können, da sie kaum Reserven haben. Des Weiteren ist ihr Immunsystem noch nicht ausgereift, wodurch ein Übertritt von Krankheitserregern ins Blut in einer Sepsis enden kann und sie entwickeln auch oft eine Hypothermie wegen der nicht verfügbaren Glucose. Die Hypothermie kann in Koma enden.

Literatur

Busch, Walter [Hrsg.]: *Tiergesundheits – und Tierkrankheitslehre*. 1. Auflage. Stuttgart: Parey, 2004.

Eckert, Roger; Apfelbach, Raimund: *Tierphysiologie*. 4., durchgesehene Auflage. Stuttgart: Georg Thieme Verlag, 2002.

Engelhardt, Wolfgang von (Hg); Breves, Gerhard (Hg): *Physiologie der Haustiere*. 2., völlig neu bearbeitete Auflage. Stuttgart: Enke Verlag, 2005.

Liebich, Hans – Georg: *Funktionelle Histologie der Haussäugetiere und Vögel*. 5. Auflage. Stuttgart: Schattauer GmbH, 2010.

McGavin, M. Donald; Zachary, James F.: *Pathologie der Haustiere*. 1. Auflage. München: Elsevier, 2009.

Nickel, Richard: *Lehrbuch der Anatomie der Haustiere / 2. Eingeweide*. 9., unveränderte Auflage. Berlin [u.a.]: Parey, 2004.

Waldeyer, Anton: *Anatomie des Menschen*. 17., völlig überarbeitete Auflage. Berlin: Gruyter, 2002.

http://www.chemgapedia.de/vsengine/popup/vsc/de/glossar/m/mu/mucine.glos.html [Stand 2016]

http://flexikon.doccheck.com/de/Ammoniak#Ammoniakintoxikation [Stand 2016]

http://www.ncbi.nlm.nih.gov/gene/278 [Stand 2016]

http://www.optimale-zahnbehandlung.ch/index.php/mund?start=12 [Stand 2016]

http://www.rinderskript.net/skripten/b5-12.html [Stand 2016]

www.portal-rind.de/index.php?module=Downloads&func=prep_hand_out&lid=24 [Stand 2012]

verglichen mit den aktuellen Vorlesungsunterlagen der Physiologie

Nachdem du bis zum Schluss durchgehalten hast, hier noch ein kleines Suchbild für dich:
Wie viele Mikroben befinden sich im Pansen?

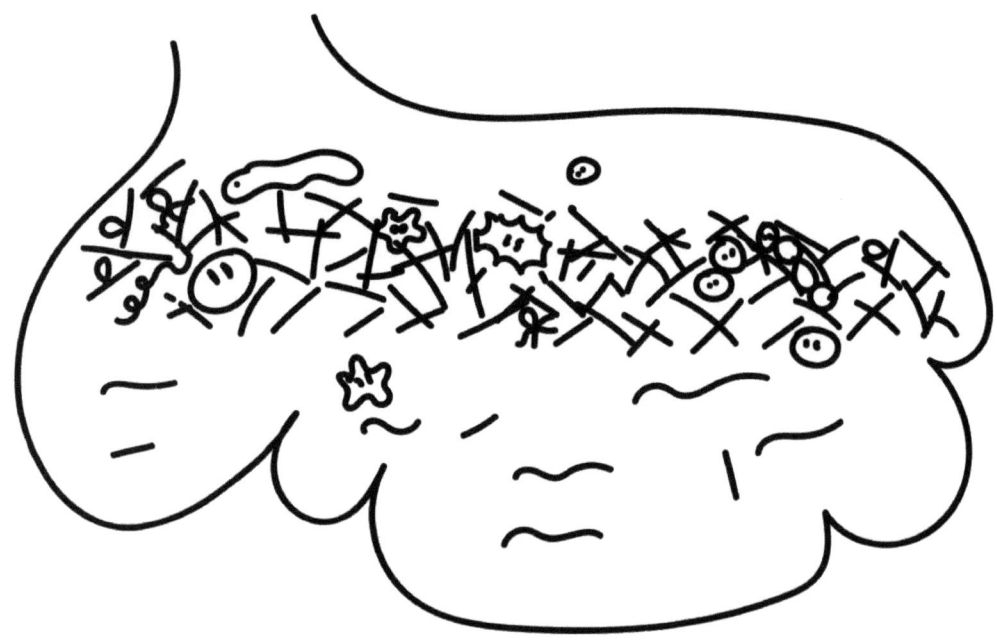

Lösung: 15